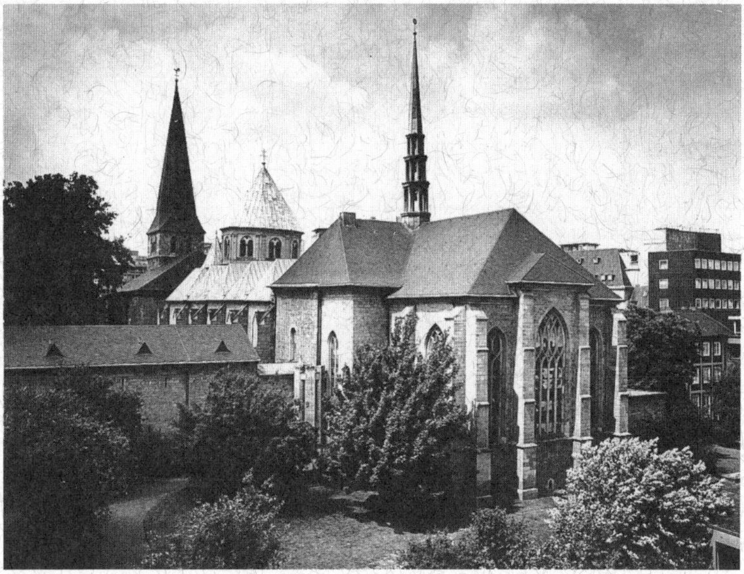

KunstOrt Ruhrgebiet

Die Goldene Madonna im Essener Münster

Der Körper der Königin

Frank Fehrenbach

Herausgegeben von
Michael Bockemühl, Jörg van den Berg und Karen van den Berg

Eine Publikationsreihe
des Lehrstuhls für Kunstwissenschaft, Ästhetik und Kunstvermittlung
an der Universität Witten/Herdecke

edition tertium

Inhalt

KunstOrt Ruhrgebiet steht unter der Schirmherrschaft von Dr. h.c. Johannes Rau, Ministerpräsident des Landes Nordrhein-Westfalen.

Die Reihe wird gefördert durch die Alfried Krupp von Bohlen und Halbach-Stiftung, das Bistum Essen und die Dr. Fritz Meyer-Struckmann Stiftung.

Vorwort der Herausgeber

Das heutige Ruhrgebiet scheint seine Geschichte zu verbergen. Zerstörungen durch den 2. Weltkrieg, den Wiederaufbau und den Bauboom der 50er und 60er Jahre sowie der umfassende Wandel in jüngerer Zeit bestimmen das Bild der Städte. Die Zeugnisse aus älterer Vergangenheit, vor allem aus der Zeit vor der Industrialisierung, fallen dagegen wenig ins Auge.

Die Goldene Madonna im Essener Münster aber zeugt auf nachhaltige Weise von einer frühmittelalterlichen Hochkultur der Ruhrregion. Sie gilt als älteste erhaltene vollplastische Darstellung der Madonna überhaupt. Ihre vornehme, mit Edelsteinen besetzte Goldschmiedearbeit und die spannungsreiche plastische Ausformung deuten weit über die Möglichkeiten einer provinziellen Kultur hinaus. Die enge familiäre Verbundenheit des einstigen Essener Damenstifts mit dem ottonischen Kaiserhaus ermöglichte hier ein herausragendes Werk mittelalterlicher Bildhauerkunst, das nicht nur von historischem Interesse ist, sondern noch heute durch seine suggestive Ausstrahlung in Blick und Gebärde beeindruckt.

Die Publikation ist der vierte Band der Reihe KunstOrt Ruhrgebiet, einer Reihe von acht Büchern, die zu acht sehr unterschiedlichen Kunstorten des Ruhrgebiets führen. Vom Bild bis zur Architektur, von der Ottonik bis zur Gegenwart, vom Bronzekruzifixus bis zur Zeche, das Spektrum ist so disparat wie vielfältig, ist wie die Landschaft selbst, in der die einzelnen Orte zu finden sind. Es sind Orte höchster künstlerischer Qualität, von denen jeder für sich eine Einzigartigkeit beanspruchen kann, die weit über das bloß regionale Interesse hinausreicht. Obwohl bestens bekannt, sind es immer noch Orte voller Herausforderung für das Sehen und Denken. Die acht Kunstorte wirken zunächst wie Inseln inmitten eines unbestimmten Städtekonglomerats, das nicht schön sein muß noch will, sondern scheinbar nur zu funktionieren hat. Es sind aber Orte, die von ihrer Umgebung nicht zu trennen sind.

Die Bücher wollen in der Wirtschaftsregion den zur geistigen Arbeit immer neu provozierenden Kunstort aufspüren. Sie unternehmen diesen Versuch beispielhaft an acht der wichtigsten Kunstorte des Ruhrgebiets, in dem Wissen um weitere, vielfach gleichrangige Orte in der Region.

Für den Reisenden bietet die Reihe mithin die Möglichkeit einer Suche und Annäherung, für den Kunstfreund im Revier die Anregung zur erneuten Auseinandersetzung, für das Fachpublikum schließlich werden mit der Reihe zum Teil erstmals geschlossene Monographien zu den einzelnen Orten vorgelegt.

KunstOrt Ruhrgebiet hat dabei nicht die Verschönerung einer mit den schweren Folgen der Industrialisierung belasteten Lebenswelt und nicht einen urbanen Unterhaltungswert im Blick; dies zeigt sich von allein. Die Bücher zielen vielmehr auf eine innere Verbindung mit dem Original, auf ein vertieftes Anschauen und damit auf eine engagierte Auseinandersetzung auch mit dem Ort, den ein Kunstwerk prägt und von dem dieses geprägt wird. Die Bücher wenden sich an jeden einzelnen Betrachter, fordern seine Arbeit, sein Urteil und wollen ihn ermutigen, seinen eigenen Augen zu trauen.

KunstOrt Ruhrgebiet geht zurück auf eine Exkursionsreihe des Studium fundamentale an der Universität Witten/Herdecke, die die Studenten seit mehreren Semestern auf wechselnden Wegen durch das Ruhrgebiet führt. Genau hierin liegt neben der Auseinandersetzung mit dem einzelnen Werk ein Anliegen der Reihe; sie versteht sich als ein Anfang, der den einzelnen dazu herausfordern soll, mit anderen Augen durch diese Industrieregion zu streifen und Orte zu entdecken, die eine Arbeit der Sinne lohnen.

Michael Bockemühl, Jörg van den Berg, Karen van den Berg

Die Goldene Madonna im Essener Münster

Der Körper der Königin

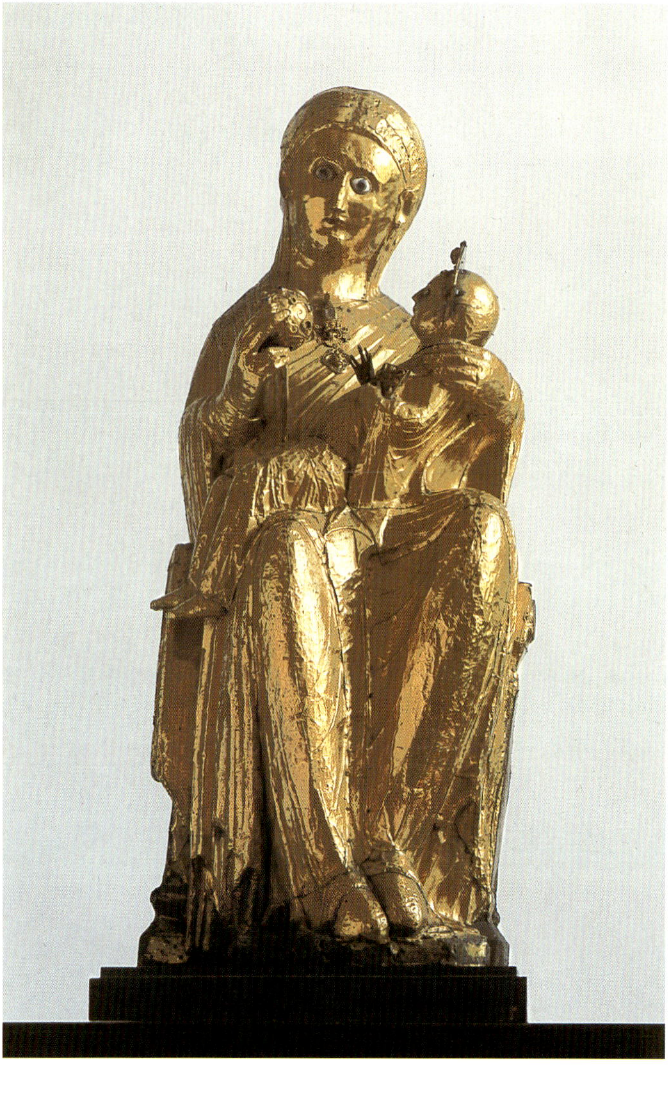

Der Ruhm der Goldenen Madonna ist mit einem Superlativ verbunden: Es handelt sich um das älteste erhaltene vollplastische Marienbild. Superlative, gerade auch kunsthistorische, haben die Tendenz, ihre materiellen Träger zu übertönen. Sie drängen zu musealen Inszenierungen der betroffenen Werke, die mühelos die verlorengegangene Aura des Sakralen heraufbeschwören. Im Falle der Essener Madonna kollidieren die kunsthistorischen Weihen jedoch mit der Kontinuität ihres ‚Gebrauchs': Die Skulptur befindet sich nicht in der musealen Entrückung der benachbarten Schatzkammer. Sie steht, auf hohem Podest, in einer Kapelle am nördlichen Seitenschiff des Münsters; vor dem Gitter: Kerzen und Bänke.

Die Skulptur ist auch heute noch ein Kultbild – ein Kunstwerk, zu dem sich die Gläubigen begeben, um gerade vor *ihm* zu beten. Am 23. Februar 1957 verfügte Papst Pius XII. in der Bulle ‚Germanicae gentis' die Gründung des Ruhrbistums.[1] In einem Breve vom 8. Juli 1959 ernannte Johannes XXIII. „für alle Zeiten die selige Jungfrau Maria unter dem Titel ‚Mutter vom guten Rat', *die im Volksmund Goldene Madonna genannt wird,* zur ersten und besonderen Patronin des ganzen Bistums Essen".[2] Kurz darauf wurde die Skulptur von ihrem Aufbewahrungsort, der Schatzkammer, durch den damaligen Bischof Hengsbach an ihren jetzigen Platz überführt (Abb. 1). Die feierliche Verfügung des päpstlichen Breve ist kulturgeschichtlich nicht nur deshalb von einigem Gewicht, weil sie eine Musealisierung der Skulptur ein für allemal ausschließen dürfte. Sie scheut sich auch nicht, auf dem schwierigen Gebiet der Bildtheologie eine verblüffend knappe Formulierung zu wagen. Nicht die Gottesmutter unmittelbar, sondern Maria in Gestalt der Goldenen Madonna wird zur Patronin des Ruhrbistums ernannt. Der Status als Kultbild wird hier nicht schamhaft verschleiert. Patronin der am stärksten industrialisierten Region Europas ist das älteste vollplastische Marienbild – zwei Superlative und ein Fragezeichen.

Ich bringe zunächst einige Beobachtungen an der Skulptur zur Sprache, die mir von Bedeutung zu sein scheinen. Im Mittelpunkt stehen die paradoxe Frage nach der ‚Körperlichkeit' der Skulptur und einige knappe Bemerkungen zu ihrem ‚Blick' (Kap. I). Danach gehe ich kurz auf den materiellen Befund, den Erhaltungszustand und die Herkunft des Werks ein (Kap. II). Mit den Fragen nach dem Darstellungsinhalt – das himmlische Königtum Marias (Kap. III) – und nach dem früheren Verwendungszusammenhang –

Prozessionen (Kap. IV) – kommen historische Hintergründe ins Spiel, die sich dem Betrachter nicht von selbst erschließen. Dennoch bleiben die anfänglichen Beobachtungen stets im Blick. Erst allmählich, in der Rekonstruktion der ursprünglich beabsichtigten ‚Macht' des Bildwerks (Kap. V), beginnen Beobachtungen und Geschichte zu verschmelzen. Die Verwendung der Madonnenstatue führt zur mittelalterlichen Auseinandersetzung um die Berechtigung christlicher Skulptur (Kap. VI). Das Aufkommen vollplastischer Madonnen um 1000 könnte gleichzeitige Wandlungen der Mariologie widerspiegeln, vor allem Wandlungen in der Frage der leiblichen Himmelfahrt Marias (Kap. VII). Im letzten Abschnitt führe ich die unterschiedlichen Stränge der Untersuchung an der Goldenen Madonna zusammen: Die Nachahmung des himmlischen Körpers der Königin[3] wurde ergänzt durch die Analyse künstlerischer Maßnahmen, die die Skulptur und die Beziehung zwischen Mutter und Kind ‚lebendig' machen sollten (Kap. VIII).

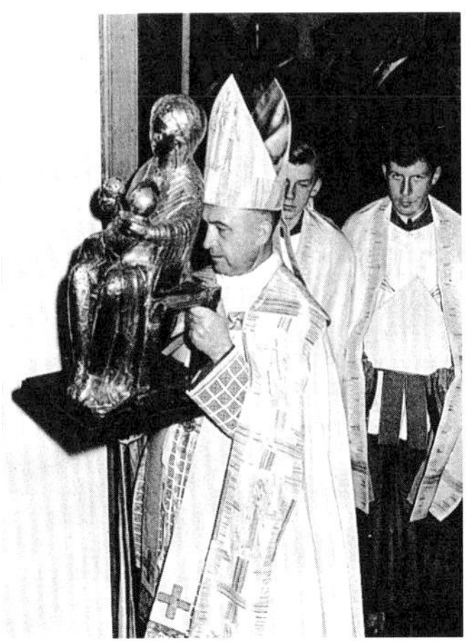

1

Übertragung der Goldenen Madonna durch Bischof Hengsbach, 11.10.1959

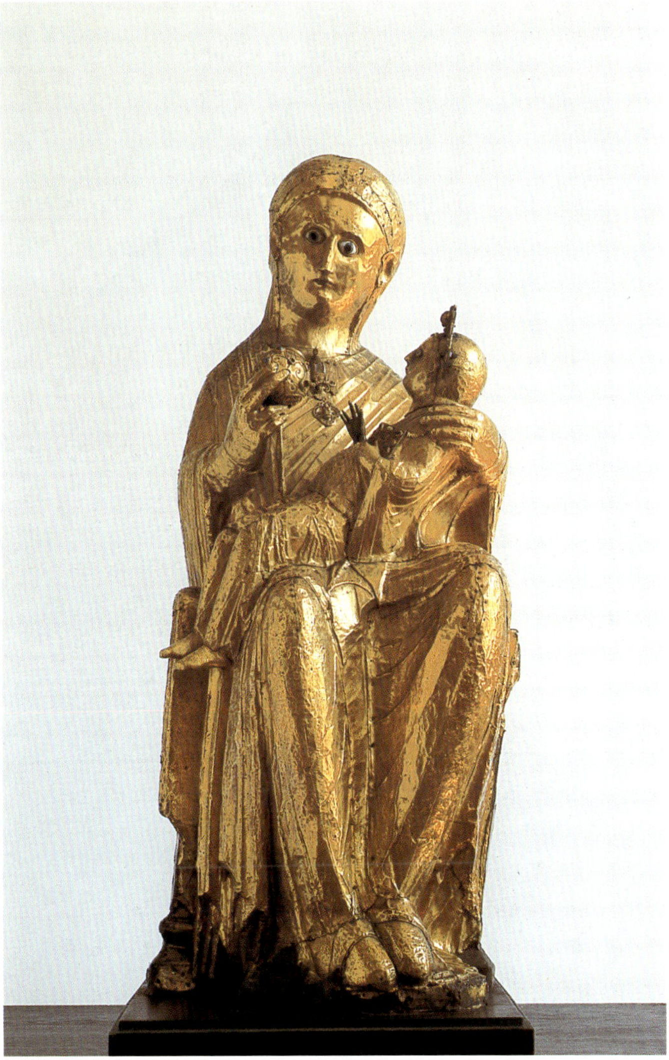

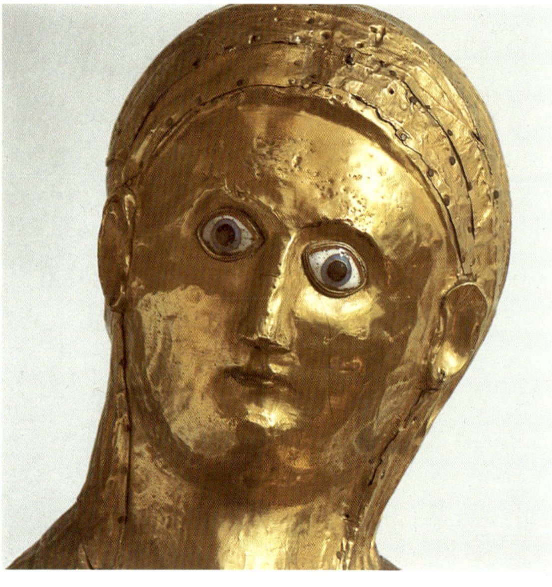

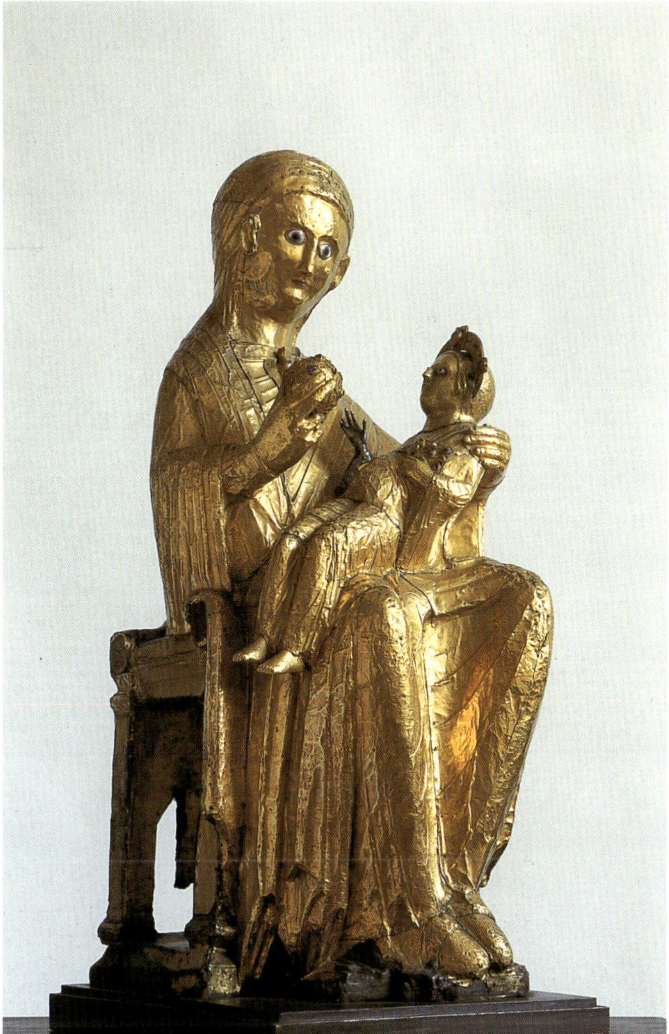

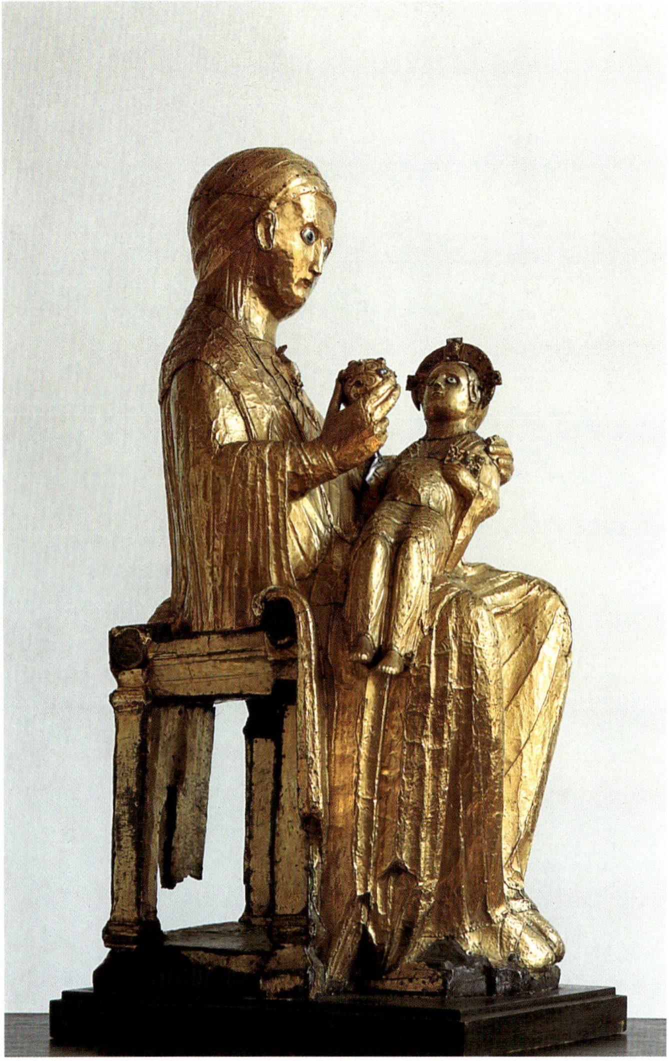

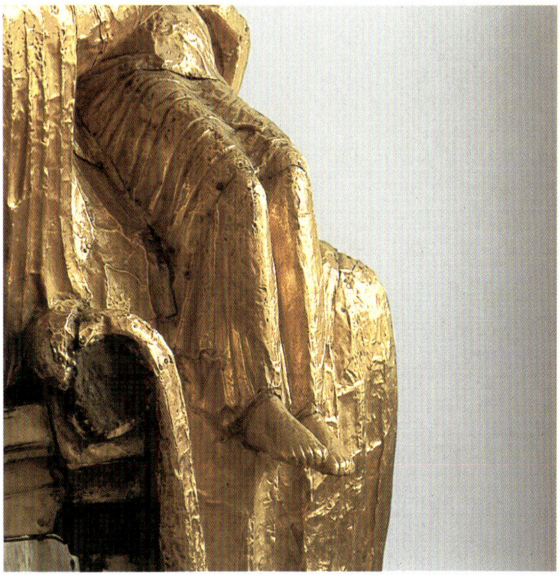

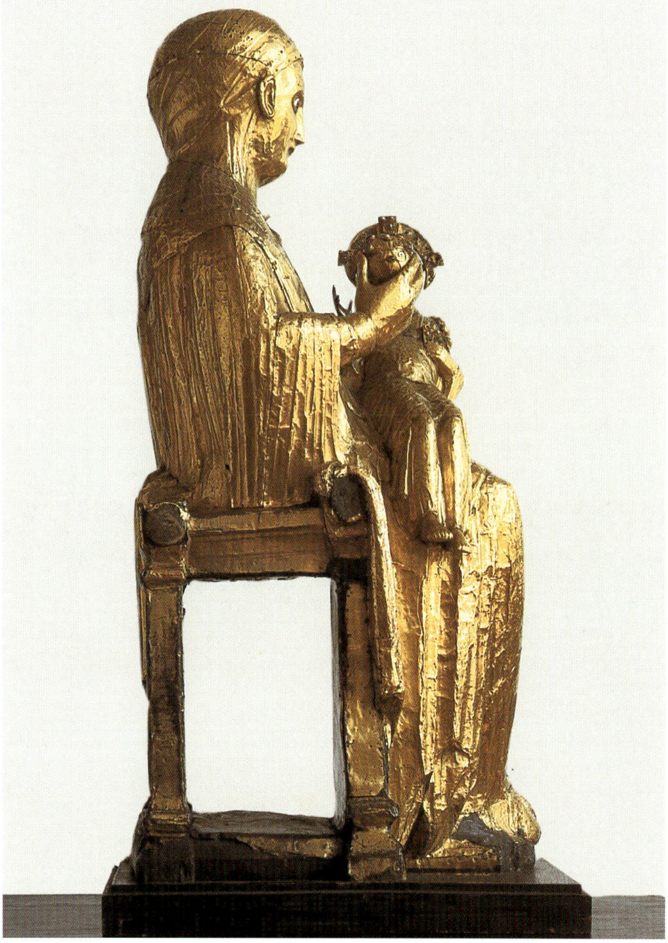

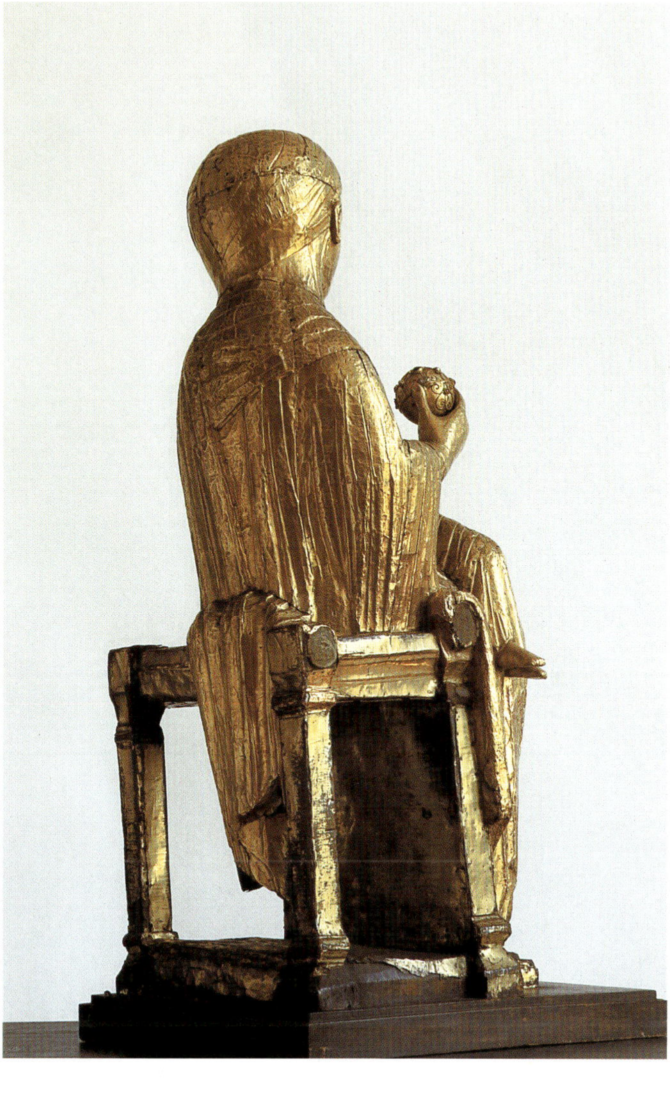

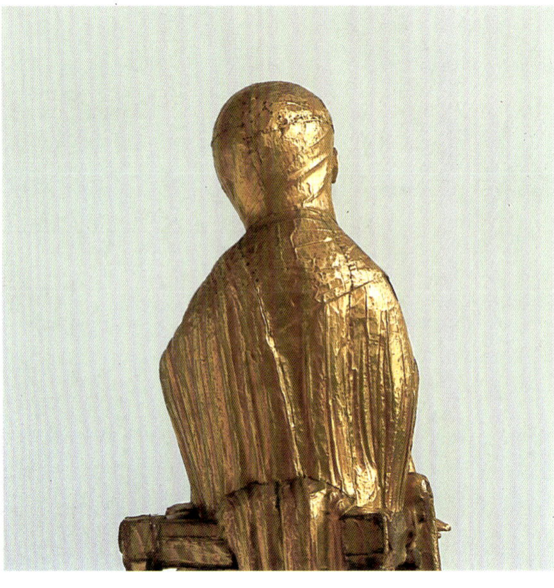

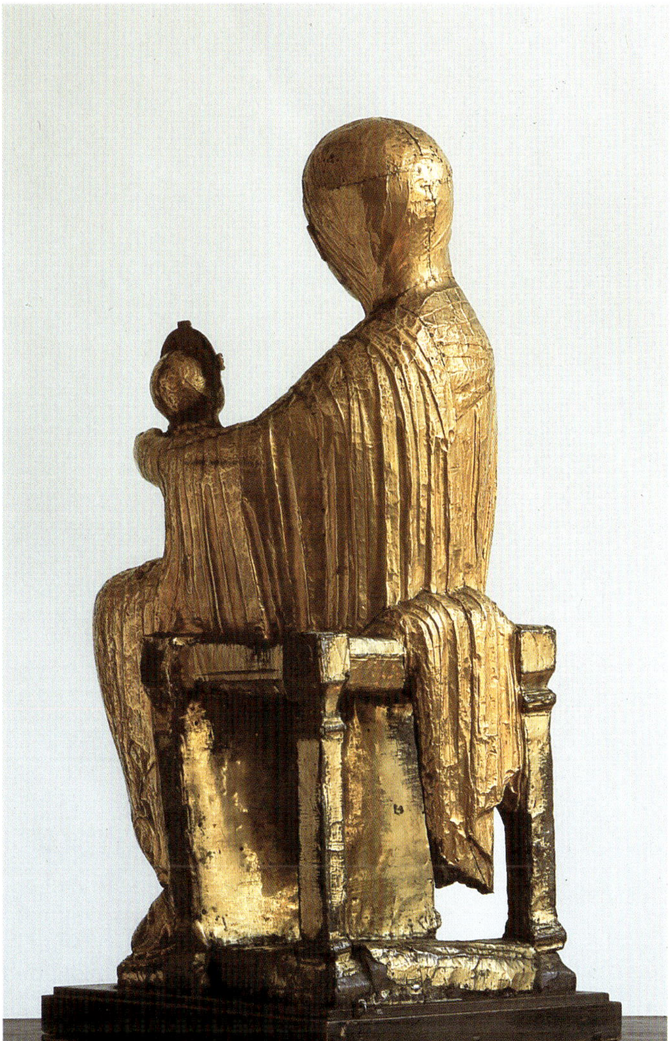

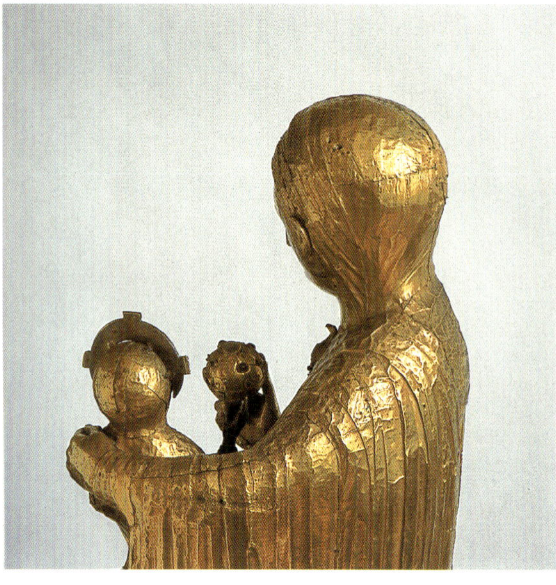

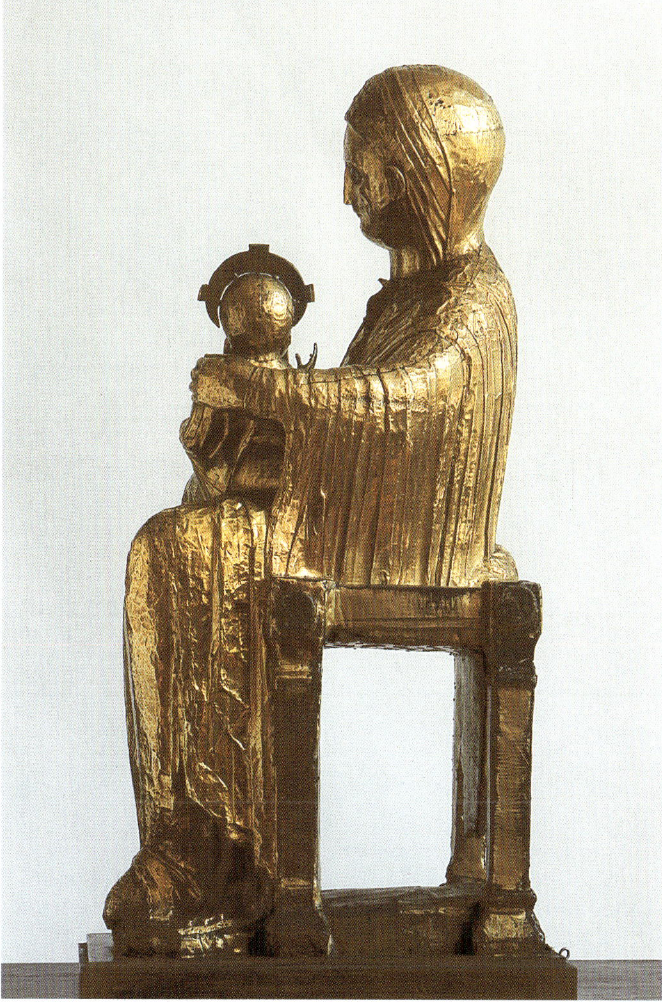

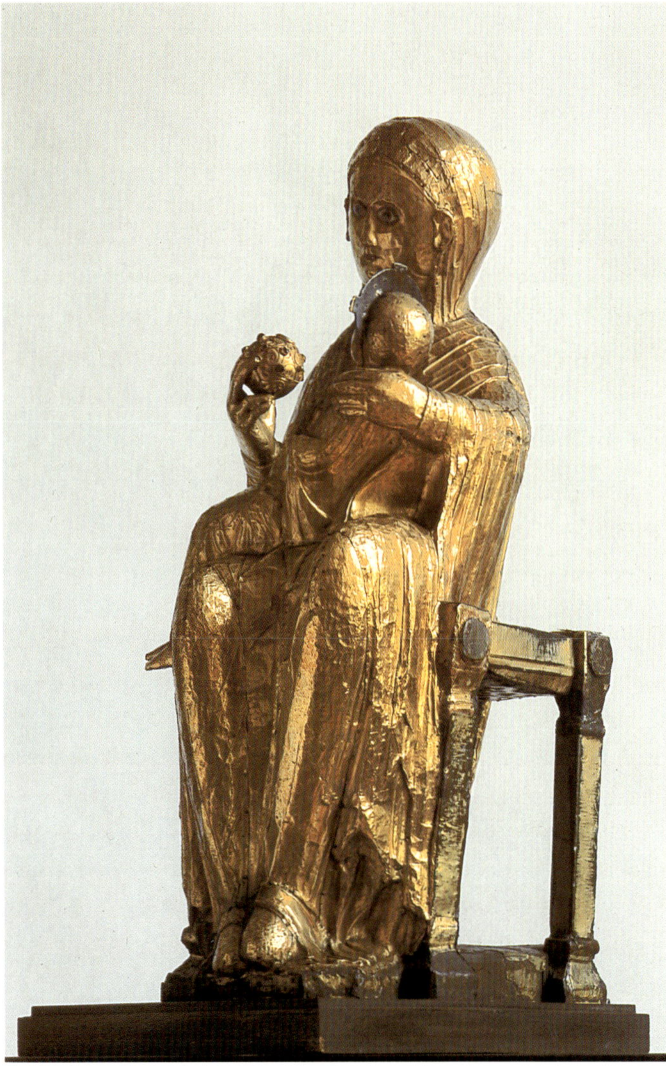

Vielleicht ist es die Meinung, daß ästhetischer, also wahrnehmender, und religiöser Umgang mit Kunstwerken beziehungslos nebeneinanderstehen, die manchen davon abhält, das Werk genauer zu betrachten – abgesehen von der aus Sicherheitsgründen zur Zeit etwas eingeschränkten Zugänglichkeit. Durch die Formulierung Papst Johannes' XXIII. könnte man sich allerdings auch ermuntert fühlen, die Blicke wach auf *die Skulptur* und nicht gleich ins religiöse oder historische Jenseits zu richten.[4]

Vor dem Hintergrund der Skulptur des 11. und 12. Jahrhunderts überraschen Eleganz, Beweglichkeit, Vielansichtigkeit und Plastizität der Essener Madonna. Maria thront auf einem hohen Schemel (s. Seite 16). Der Verzicht auf Thronlehne und Seitenwangen ermöglicht Maria ein gelöstes, bewegliches Sitzen. Versetzt man sich in die Figur, wird erfahrbar, wie sich das Spiel der Körperbalance frei von seitlich stützenden Elementen entfaltet. Dem relativ breiten Sitzen Marias entspricht eine leichte Neigung des Oberkörpers nach hinten (s. Seite 24). Zum Ausgleich neigt sich der Kopf etwas nach vorne. Der leichten Rückenlage korrespondiert wiederum ein Abspreizen der Beine, die aber durch die eng zusammengefügten Füße verbunden bleiben. In der Raumtiefe wirken also die Kräfte von Schub und Zug. Die Figur ist ponderiert. Ponderation meint: Der dargestellte Körper Marias besitzt eine erfahrbare Schwere. Der Körper scheint diejenigen Schwerkräfte stützenlos, also willentlich auszugleichen, denen das Jesuskind gleichsam passiv unterliegt.[5]

Das Kind nimmt eine halb liegende, halb sitzende Haltung ein, annähernd rechtwinklig auf dem Schoß der Mutter. Die Beine hängen schwer herab. Von der Seite gesehen wird deutlich, daß die Oberschenkel Marias durch den hohen Schemel leicht abfallen und sich deshalb auch die Beine des Kindes auf abschüssiger Unterlage befinden (s. Seite 17). Während sich der Bauch des Kindes stark nach vorne wölbt, sinkt der Oberkörper insgesamt nach hinten. Maria umfaßt das Kind mit ihrer Linken an der Schulter. Ihr Gewand schmiegt sich dabei dem Rücken des Kindes ganz unnaturalistisch ‚stützend' an. Jesus vermag offensichtlich nur, seinen Kopf und die Rechte leicht anzuheben, während die Linke fest das Buch an den Leib preßt.

Auch das Verhältnis zwischen den Figuren ist also durch Ponderationen geprägt. Marias Knie sind auch deshalb gespreizt, weil das erstaunlich große Kind, seiner diagonalen

Stellung entsprechend, offenbar einen Schub nach links ausübt. Mittelbar ist es Marias stützender Arm, der das Kind von ihrem linken Oberschenkel abhebt und das ganze Gewicht auf ihren rechten einwirken läßt. Das stärker belastete Bein liegt folgerichtig tiefer als das entlastete. Um Jesu Oberkörper anzuheben – und das heißt: nach links zu ziehen –, hat Maria ihren Oberkörper ebenfalls etwas nach links verlagert. Wiederum gleicht hier der Kopf die Haltung des Oberkörpers aus: Er neigt sich nach rechts, gegen das Kind.

Fotografien von Skulpturen mit einer Metalloberfläche ‚schlucken' zumeist die Dreidimensionalität, die im vereinheitlichenden Glanz untergeht, oder sie verabsolutieren einen bestimmten Blickwinkel, während der bewegliche Betrachter schon durch leichte Ortsveränderungen das plastische Leben der Figur im Wechselspiel von glänzenden und matten Partien erfassen kann. Tatsächlich entfalten zahlreiche Details der Goldenen Madonna eine reiche plastische Wirkung. Der Umhang Marias beispielsweise ist über den Knien durch den Schub des Kindes etwas gestaut und horizontal gespannt. (Unter dem Gesäß des Kindes kommt es zu einer zusätzlichen, allerdings etwas verunglückten Faltung.) Dadurch treten die Unterschenkel Marias hervor, zwischen denen ihr Kleid deutlich zurückweicht.[6] Ausgesprochen plastisch wirken auch die Köpfe und der Gegenstand in Marias rechter Hand – drei herausgehobene, kugelförmige Gebilde (s. Seite 22). Am Oberkörper Marias verstärkt das Gewand die plastische Wirkung. In naturalistisch kaum nachvollziehbarer Drapierung legt sich der Umhang eng an den Oberkörper und um den Kopf (s. Seite 21).[7] Im markanten Gegensatz zu den vorherrschenden, meist weich auslaufenden vertikalen Rundfalten verläuft das Gewand über etwa zwei Drittel der Brust, am Kopf und am Rücken diagonal um den Körper. Der hier sehr dünn erscheinende Stoff suggeriert ein kompaktes, eng umhülltes Volumen. Besonders deutlich wird das plastische Verfahren an der äußerst straffen Umhüllung des Kopfes *hinter* den Ohrmuscheln (s. Seite 20).

So viel in aller Kürze und etwas pointiert zu ‚Körperlichkeit' und Plastizität der Figuren, die häufig mit dem Hinweis auf die goldene Oberfläche übergangen oder negiert werden.[8] Pointiert deshalb, weil sich in umgekehrter Blickrichtung, von der vielfach ausbalancierten Haltung antiker Sitzstatuen ausgehend, manches relativieren würde (Abb. 2).[9] Vor allem sind die Gelenkzonen der Figuren nicht klar ausgebildet. Deshalb verlaufen die Richtungswechsel weich, fließend, übergänglich. Auch der kurvige Fluß der Konturen und die Verhüllung des Körpers durch zumeist senkrechte Falten tragen dazu bei. Erwin Panofsky charakterisierte den Unterschied zwischen antiken und romanischen Skulpturen in einem meisterhaften Essay, den er seiner ‚Deutschen Plastik des

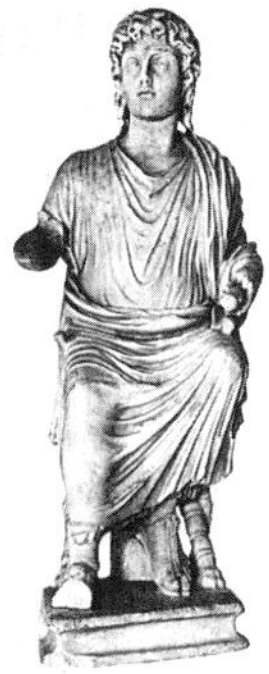

2

Thronender Christus,
4. Jahrhundert
(Rom, Thermenmuseum)

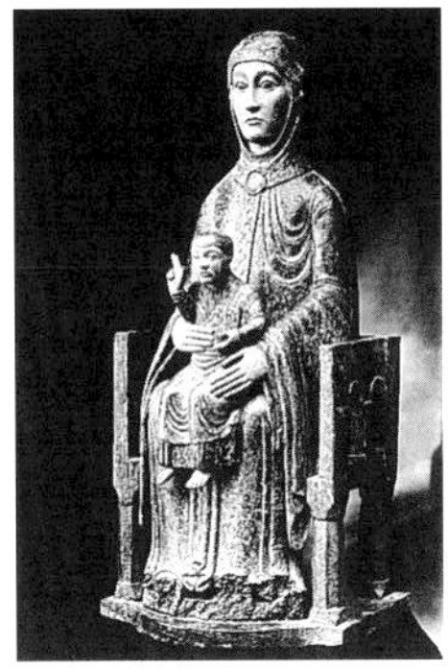

3

Notre-Dame de Saugues,
2. Hälfte 12. Jahrhundert
(Saugues)

11. bis 13. Jahrhunderts' voranstellte. Während die antike Skulptur auf der Zuordnung individueller Elemente beruht, von zu verbindenden differenzierten Körpern ausgeht, versteht die Romanik die Figur als zu differenzierende ‚Masse'. „Dort handelt es sich um ein ‚quantum discretum', das durch Zusammenhalten seiner Glieder – hier um ein ‚quantum continuum', das durch Zusammenhaften seiner Atome Bestand hat (...)."[10] Zu Recht betont Panofsky die Unterschiede zwischen der Goldenen Madonna aus Essen und den Skulpturen des späteren 11. und 12. Jahrhunderts (Abb. 3). ‚Antik' ist bei der von ihm noch auf Anfang des 11. Jahrhunderts datierten Essener Skulptur, daß die beiden Körper Individuen bleiben, die voneinander abgelöst werden könnten.[11] Im 11. Jahrhundert werden „die zwei isolierte[n], aber verbundene[n] Figuren allmählich zu einem verschmolzenen, aber zerlegten Gesamtgebilde um[ge]formt (...)".[12]

Ist die Essener Madonna bloßes Durchgangsstadium zwischen einer ‚organologischen' Figurenauffassung auf der einen Seite (Antike) und einer den ‚massenhaften', materiellen Körper und die belebende Seele scharf unterscheidenden Sichtweise auf der anderen Seite (Romanik)?[13] Solche Abgrenzungen führen noch nicht zur positiven Charakterisierung. Entscheidend ist die schon in der Antike gebräuchliche Verkleidung des Körpervolumens mit einem schimmernden Material.[14] Der Goldglanz bewirkt vor allem Belebung und Entrückung des Körpers. Das vom Gold umschlossene Volumen verschwindet nicht gänzlich; teilweise geht aber seine Greifbarkeit verloren. Im Aufblitzen der Glanzlichter fällt es schwer, die räumlichen Verhältnisse ganzer Körperpartien anzugeben, während sich andere, matter glänzende Zonen plastisch durchaus differenzieren. Das Licht der stark glänzenden Partien umkleidet keine Oberflächen, es scheint sich überhaupt nicht ‚auf' dem Körper zu befinden. Es fällt schwer, die räumlichen Verhältnisse reflektierender Partien zu ermitteln. Der Körper scheint sich dort auszudehnen, von den umgebenden Zonen abzulösen. Die Darstellung körperhafter, plastischer Werte und das Licht der Metallverkleidung stehen sich aber nicht gegensätzlich gegenüber.[15] Sie bewirken den Eindruck einer paradoxen Körperlichkeit, die teilweise über ihr Volumen und ihren Handlungsraum hinausstrahlt.[16]

Die Körperlichkeit der Madonna ist von entscheidender Bedeutung für die folgenden Überlegungen. Deshalb kommen die Augen der Madonna erst jetzt zur Sprache (s. Seite 14). Tatsächlich prägt der Blick Marias wohl den ersten und stärksten Eindruck. Die Augen des Kindes treten dagegen kaum in Erscheinung. Diejenigen der Mutter bestimmen die gesamte Skulptur. Über die Richtung ihres Blicks finden sich in der Literatur die unterschiedlichsten Angaben. Da anschauliche Befunde sehr selten diskutiert und überprüft werden (im Unterschied zur Interpretation von sprachlichen Dokumenten), bleibt der Eindruck der Dissonanz zurück. Häufig wird ein einziger Betrachterstandort verabsolutiert. Eine unbefangene und bewegliche Betrachtung der Skulptur ergibt, daß der Blick Marias nicht statisch bleibt, sondern wandert. Befindet man sich tief unter der Skulptur, scheint der Blick irgendwo in den Raum zu Füßen Marias gerichtet zu sein (s. Seite 10). Auf Höhe der Skulptur bzw. leicht darunter und von rechts bzw. von vorne ist der Blick Marias fest auf die Kugel gerichtet (s. Seite 13/24). Je weiter man sich nach links bewegt, desto mehr scheint der Blick aber der Neigung des Kopfes zu folgen und ‚nachdenklich' gegen das Jesuskind zu wandern (s. Seite 15/16). Der Umkehrschluß liegt nahe: Würde die Madonna bewegt, etwa in Prozessionen, dann würden die Augen ein ‚Leben' suggerieren, das für vergleichbare Skulpturen in Quellen der Zeit eindrücklich beschrieben wird. Daß es sich dabei um künstlerische Absicht handelt, wird sich noch erweisen.

Die 74 cm hohe Skulptur bestand ursprünglich aus einem Holzkern, auf dem ca. 0,25 – 0,75 mm dünne Goldplatten angebracht wurden. Leider läßt sich über den Holzkern – vermutlich Linden- oder Birnenholz – nichts mehr sagen. Der vom Wurmfraß völlig zerlöcherte, schwammartige Kern mußte 1902 in einem komplizierten Verfahren entfernt und durch eine Füllung aus Leim, Harz und Kreide, verstärkt durch Eichenholzkeile, ersetzt werden. Paul Clemens Restaurierungsbericht macht deutlich, daß dabei mit größter Sorgfalt vorgegangen wurde.[17] Neben geringfügigen Ergänzungen hatten die Restauratoren lediglich die beiden teilweise zerstörten Füße des Jesusknaben zu erneuern.

Der unbekannte Goldschmied der Madonna trieb die dünnen Goldplatten so, daß sie sich einem vermutlich aufwendig geschnitzten Holzkern anpaßten.[18] Für den Kopf Marias lassen sich beispielsweise acht Platten ermitteln, die durch Goldstifte miteinander verbunden sind. Für die Gesichter wurde jeweils eine Platte getrieben. Die Kanten der Platten am Gewand bezeichnen zugleich Falten- bzw. Stofflagen. Die Augen wurden aus weißem, türkisblauem und schwarzem Zellenschmelz eingesetzt. Der Kreuznimbus des Jesuskindes, sein Buch und die von Maria gehaltene Kugel sind mit Edelsteinen und Goldfiligran besetzt. Ursprünglich waren auch die Knäufe der Sesselpfosten aufwendig mit Steinen und Filigran geschmückt; davon haben sich nur Reste erhalten.

Der rechte Unterarm Jesu wirft Fragen auf (s. Seite 30). Er ist aus – ehedem vergoldetem – Silberguß. Man geht im allgemeinen davon aus, daß das Ärmchen irgendwann im 16. oder 17. Jahrhundert erneuert wurde.[19] Dabei soll auch der ursprüngliche Gestus verändert worden sein, was zu der heutigen, halb greifenden, halb segnenden Haltung geführt habe. Humanns Zweifel an dieser Vermutung ist wohl berechtigt: Der zierliche Unterarm samt Hand ist als Treibarbeit auf Holzkern nur schwer vorstellbar. Wahrscheinlich war dieser Körperteil immer schon gegossen.[20] Die Mehrdeutigkeit der Haltung besitzt Parallelen in der ottonischen Buchmalerei. Darauf komme ich noch zurück.

Weder Entstehungszeit noch -ort der Skulptur sind bekannt. Man geht heute allgemein von Köln aus. Zwischen der Madonna und dem Corpus des Otto-Mathilden-Kreuzes im Münsterschatz (sicher datierbar auf 973–82)[21] bestehen enge stilistische Verbindungen

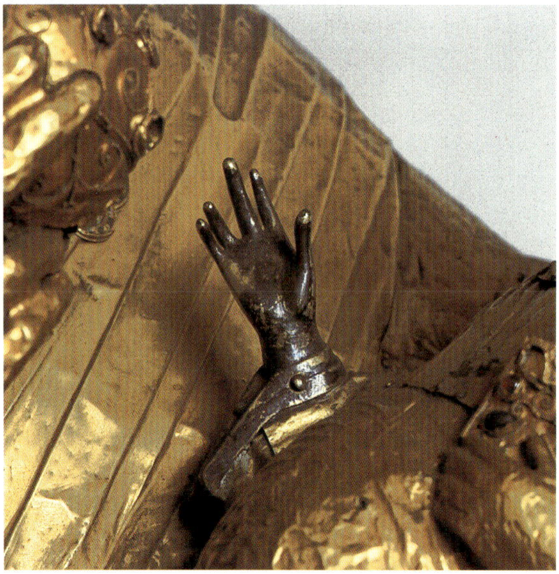

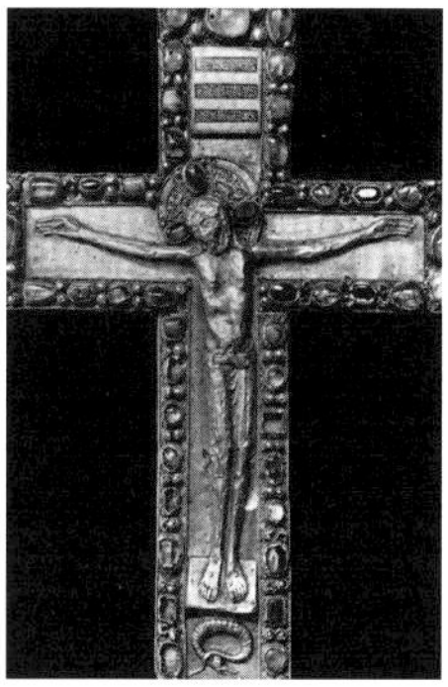

4

Corpus des Otto-Mathilden-Kreuzes, 972–83 (Essen, Münsterschatz)

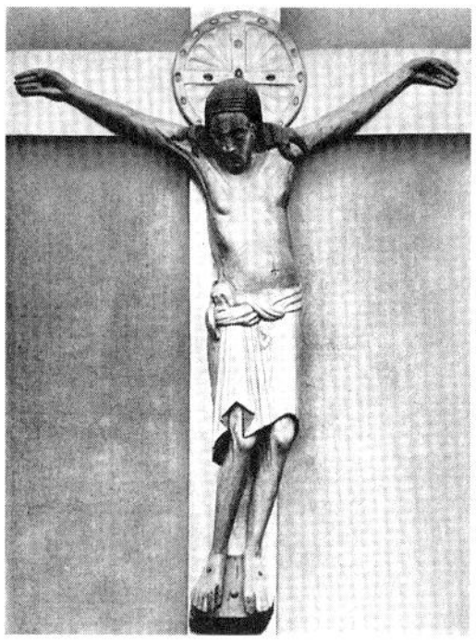

5

Gero-Kreuz, um 980 (Köln, Dom)

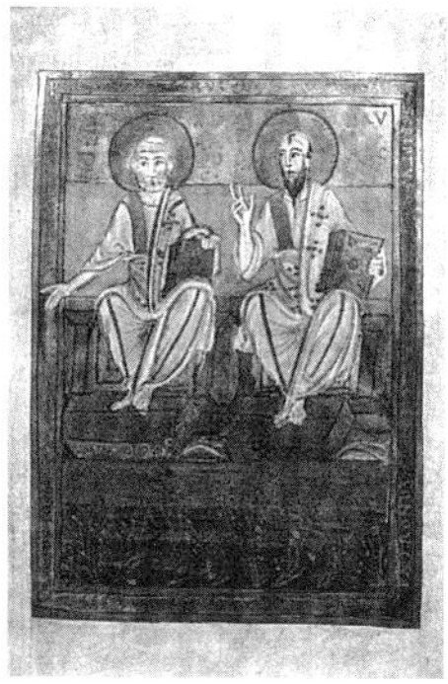

6

Widmungsbild, Everger-Lektionar (Petrus und Paulus), um 984–99 (Köln, Dombibliothek, Col. Metr. 143, fol. 4r)

(z.B. breite Faltenbahnen mit geschichteten Parallelfalten, die in rhombische Saumbildung übergehen, Abb. 4). Der Corpus des Kruzifixus weist den Typus des Kölner Gerokreuzes auf, das etwa gleichzeitig entstand (Abb. 5).[22] Für die Verbindung mit Köln sprechen meines Erachtens weitere Gründe. Abgespreizte Knie und parallel zusammengeführte Füße – an sich ein altertümliches Motiv (wie übrigens die Verbindung von Kopfneigung und Sitzen)[23] – sind ein Charakteristikum der frühottonischen Kölner Buchmalerei, wie sich beispielsweise am Everger-Lektionar (984–99) zeigen läßt (Abb. 6).[24] Die Thronarchitektur erinnert an den kurz nach 1000 entstandenen Kölner Hitda-Codex. Ein zusätzliches Argument läßt sich aus dem Vergleich mit den Fragmenten der monumentalen, teilweise vollplastischen Nischenfiguren der Fassade von St. Pantaleon in Köln gewinnen. In St. Pantaleon, dem Begräbnisort der Kaiserin Theophanu (gest. 991), war vermutlich die Kölner Schreibstätte untergebracht.[25] Die wahrscheinlich in den achtziger Jahren entstandenen Fassadenfiguren, für die Rudolf Wesenberg provinzialrömische Vorbilder ermittelte,[26] spiegeln den Gesichtstypus der Madonna: rundliche, gleichwohl straffe Züge, starke Hervorhebung der Augen. Die leicht geknickte rechte Augenbraue Marias, die von einer Faltung der Stirn aufgenommen wird und den Eindruck des Ernstes, das Konzentrierte des Blicks verstärkt, findet sich auch auf einem der steinernen Fragmente (Abb. 7).[27] Die betonte Ponderation der Madonna hat im Gerokreuz ihre Parallele. Die Essener Madonna besitzt also deutliche Merkmale, die nach Köln, dem nahegelegenen beherrschenden politischen und kulturellen Zentrum weisen.[28] Wegen der Beweglichkeit der Werkstatt eines damaligen Goldschmiedemönchs muß sie dort aber nicht entstanden sein.[29]

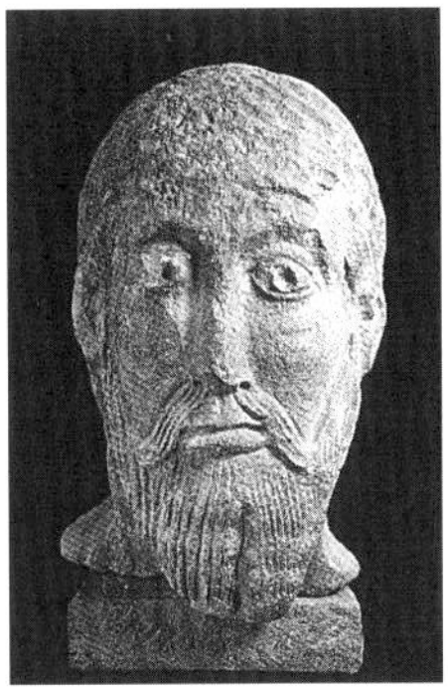

7

Steinskulpturen-Fragment (Christus?) aus St. Pantaleon, Köln, Ende 10. Jahrhundert (Köln, Kath. Kirchengemeinde St. Pantaleon)

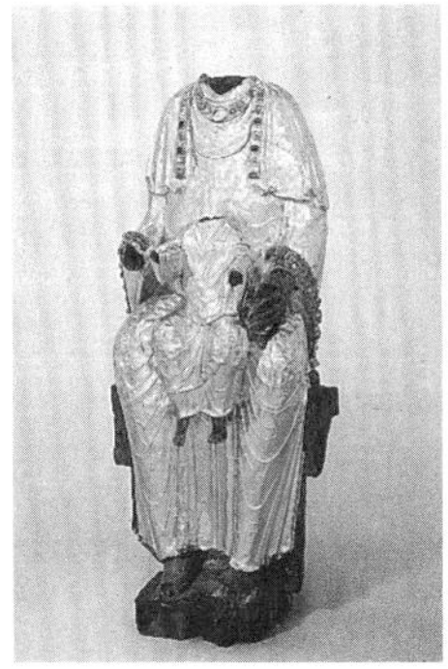

8

Thronende Madonna, Anfang 11. Jahrhundert (Hildesheim, Dom- und Diözesanmuseum)

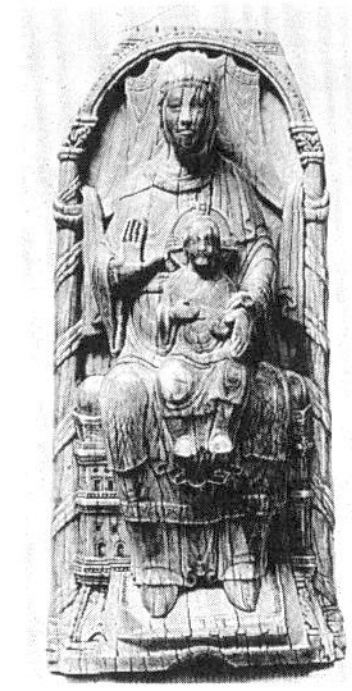

9

Thronende Madonna, Elfenbein, Mitte 11. Jahrhundert (Mainz, Landesmuseum)

Im Unterschied zu den nach 1000 entstandenen Madonnen von Hildesheim (Abb. 8) und Mainz (Abb. 9) mit ihrer zukunftsweisenden hieratischeren Gestaltung klingt bei der beweglichen, balancierenden Haltung der Goldenen Madonna noch Karolingisches nach.[30] Auch das formal nächstliegende Vorbild für die Haltung des Kindes – die schräge Lage, die herabhängenden Beine – ist altertümlich. Es findet sich auf der Darstellung der thronenden Madonna im sog. Book of Kells aus dem 8. Jahrhundert (Abb. 10).[31] Illusionistische Merkmale wie der durchsichtige Nimbus deuten hier auf ein byzantinisches Vorbild.[32] Auch die Haltung läßt sich aus byzantinischen Mariendarstellungen ableiten. Während beim Typus der sog. ‚Hodegetria' das Kind von der stehenden Mutter so vor der Brust gehalten wird, daß seine Beine schräg nach links gerichtet sind (Abb. 11), sitzt der Jesusknabe bei einem zweiten wundertätigen Vorbild, der sog. ‚Nikopoia', frontal und segnend auf den Knien Marias (Abb. 12).[33] Der im Book of Kells dargestellte Typus scheint auf den Inseln verbreitet gewesen zu sein.[34] Zwischen Essen resp. Werden und dem angelsächsischen Südwesten lassen sich enge Beziehungen dokumentieren.[35] Das Essener Damenstift unterhielt um 1000 enge Beziehungen zu Südengland, genauer Wessex: Die Äbtissin Mathilde (973–1011) stand im Briefwechsel mit dem dortigen Grafen Aethelweard (973–1002), der ihr seine Chronik widmete.[36]

Alles spricht also dafür, daß die Goldene Madonna gegen Jahrhundertende, in der Zeit des Otto-Mathilden-Kreuzes, der Steinfiguren von St. Pantaleon und des Everger-Lektionars, entstanden ist und daß der Bildhauer mit Köln verbunden war. Der Auftrag für das Bildwerk könnte mit den Bauprojekten der Äbtissin Mathilde zusammenhängen.

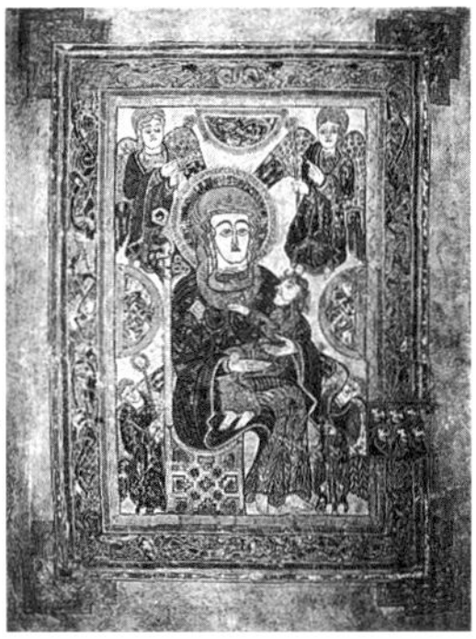

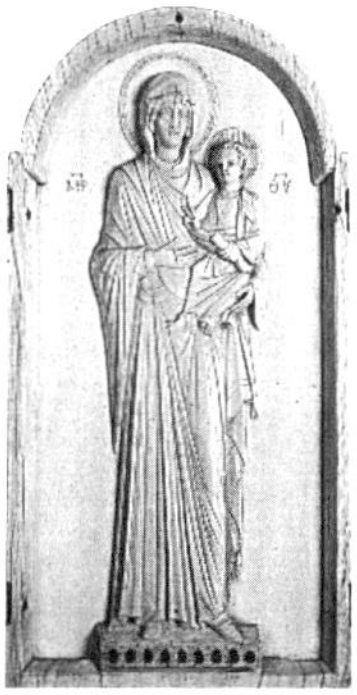

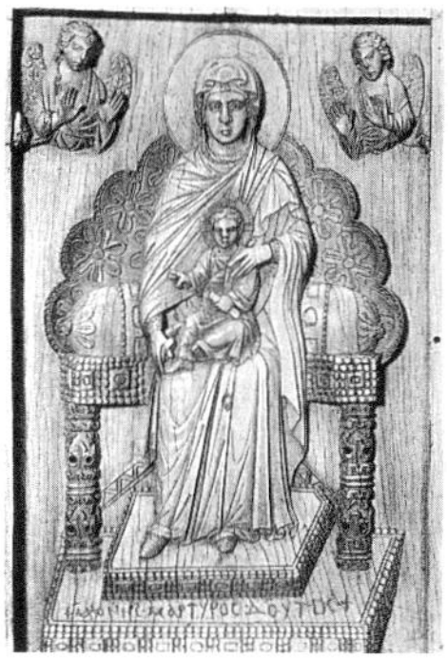

10

Thronende Madonna aus dem Book of Kells,
8. Jahrhundert
(Dublin, Trinity College MS 58, fol. 7v)

11

Stehende Madonna (sog. Hodegetria), Elfenbein, aus Byzanz,
2. Hälfte 10. Jahrhundert
(Utrecht, Rijksmuseum Het Catharijneconvent)

12

Thronende Madonna (sog. Nikopoia), Elfenbein, aus Byzanz,
11. Jahrhundert
(Cleveland, Museum of Art)

Mathilde, die Enkelin Ottos des Großen, plante – nach der notdürftigen Wiederherstellung der bei einem verheerenden Brand 946 zerstörten Kirche durch ihre Vorgängerinnen – spektakuläre Erweiterungen, auf die vermutlich auch der spätere Westbau zurückgeht.[37] Da der Gründer des Essener Damenstifts, Bischof Altfrid von Hildesheim, die Stiftskirche der Trinität, der Gottesmutter sowie den Hll. Kosmas und Damian geweiht hatte (852), könnte ein Zusammenhang zwischen dem ungewöhnlich prachtvollen Neubau und der feierlichen Stiftung einer goldenen Madonnenskulptur bestanden haben. Wie ungewöhnlich eine solche Stiftung kurz vor 1000 war, wird sich noch zeigen.

Aus der Frühzeit der Goldenen Madonna haben sich keine Nachrichten erhalten. Die Bedeutung der Skulptur geht aber schon daraus hervor, daß sie das spätere Siegel der Stadt Essen ziert.[38] Auf dem Deckel des Evangeliars der Äbtissin Theophanu (2. Viertel 11. Jahrhundert) thront Maria, die Empfängerin des Buches, unter einem Baldachin (Abb. 13). Die Skulptur könnte hier als Vorbild gedient haben. Erst der ‚Liber ordinarius' aus der zweiten Hälfte des 14. Jahrhunderts aber gibt über die Verwendung der Skulptur Auskunft. Vermutlich geht der Band, der die Zeremonien und Riten des Essener Kirchenjahrs detailliert beschreibt, seinerseits auf ältere Vorlagen zurück. Dafür spricht manches: Eine spätere Fassung des Zeremonienbuches aus dem 16. Jahrhundert enthält nur geringfügige Veränderungen. Die im ‚Liber ordinarius' geschilderte Marienkrönung besitzt sehr frühe Parallelen in der Buchmalerei und in der Krönung von Statuen. Schließlich entstand die bei der Krönung verwendete kleine Krone wohl noch im 10. Jahrhundert; wahrscheinlich wurde sie dem Stift bereits um 1000 geschenkt. Darauf komme ich noch zurück. Es muß aber betont werden, daß zwischen der Entstehung der Skulptur und dem älteren ‚Liber ordinarius' ein beträchtlicher zeitlicher Abstand liegt. Bei der Frage nach der ursprünglichen Verwendung der Madonnenstatue bleibt man also auf Vermutungen angewiesen.

Zunächst ist es erstaunlich, daß die Goldene Madonna im ‚Liber ordinarius' nur an wenigen Tagen des Jahres erwähnt wird, vor allem bei den großen Prozessionen an Mariä Lichtmeß (bzw. Reinigung, der Darbringung Jesu im Tempel; 2. Februar), am Montag und Dienstag der Bittwoche (Himmelfahrtswoche) und am Fest Mariä Heimgang (15. August). Die Skulptur diente als Kultbild. Wo befand sie sich an den übrigen Tagen des Jahres? Der ‚Liber ordinarius' gibt darüber keine klare Auskunft. Es wird hier nur erwähnt, daß die Madonna während der jährlichen Prozession über die Felder am Stoppenberger Weg am Vortag von Christi Himmelfahrt ‚auf dem Altar stehen' blieb (ymag[o] aurea beate Marie virginis, que non portatur, sed manebit in altari).[39] Vermutlich handelt es sich aber um eine Ausnahme, denn der ‚Liber' betont, daß bei der Rückkehr der Prozessionsgemeinschaft das Kultbild mit den Reliquiaren auf dem Hochaltar stand (Altare summum erit apertum et ymago magna beate Marie virginis aurea supradicta cum aliis reliquiis altari superposita).[40] Der ‚Liber' hätte das wohl kaum erwähnt, wenn das Kultbild immer auf dem Altar gestanden hätte. Auch für das Fest Mariä Heimgang wird betont, daß die Goldene Madonna ‚auf einer Tragebahre auf die

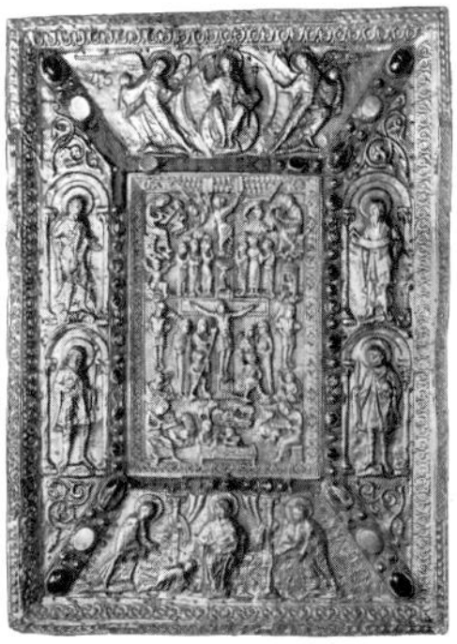

13

Buchdeckel
des Evangeliars der Äbtissin Theophanu,
1039-58
(Essen, Münsterschatz)

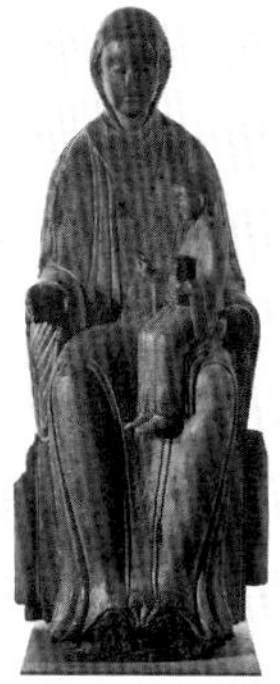

14

Thronende Madonna
(sog. Imadmadonna),
1051-76
(Paderborn, Diözesanmuseum)

Evangelienseite des Hochaltars gestellt wird, dazu bereit, mitgetragen zu werden‘ (Ymago predicta erit in cornu ewangeliari summi altaris posita in feretro et parata ad portandum).[41] Die Tatsache, daß am Morgen von Mariä Lichtmeß der jüngste Kanoniker das Kultbild aus der Hand der Vorsteherin der Schatzkammer, der Thesauria, erhielt, könnte ebenfalls darauf hindeuten, daß sich die Goldene Madonna normalerweise nicht auf oder hinter dem Altar befand, sondern in der Schatzkammer, in der auch die Reliquiare aufbewahrt wurden. Ein letztes Indiz für diese Separation könnte der in einer Pergamentrolle des Essener Stadtarchivs aus dem Jahr 1404 geschilderte Fastnachtsbrauch der Essener Bürger („Ad candelas Regis Assindensis“) bieten.[42] Die am Fastnachtssonntag von der Festgemeinschaft vorgenommene Übergabe der Kerzen fand in der Münsterkirche statt und war mit einem Gottesdienst verbunden, bei dem vor dem Kreuzaltar und dem ‚kleinen Marienbild der Münsterfabrik‘, einer Silberstatue, geopfert wurde. Die Goldene Madonna wird weder anläßlich der Messe noch der anschließenden kleinen Prozession erwähnt. Im übrigen: Die Stiftskirche war keine Gemeindekirche. Selbst wenn die Goldene Madonna ursprünglich im Kirchenraum aufgestellt gewesen sein sollte, so blieb die Zugänglichkeit doch normalerweise auf eine kleine Zahl von Menschen beschränkt, nämlich die Kanonissen (Damen des Hochadels, die kein Gelübde ablegten, aber wie Nonnen lebten, wobei sie ihren Besitz behalten und auch aus dem Stift ausscheiden konnten – etwa um zu heiraten) und die zelebrierenden Priester. Gewiß war ihre Zugänglichkeit aber – wie bei der älteren Salvatorikone von Sancta Sanctorum in Rom oder der etwas späteren Imadmadonna in Paderborn (Abb. 14) – stark eingeschränkt.[43]

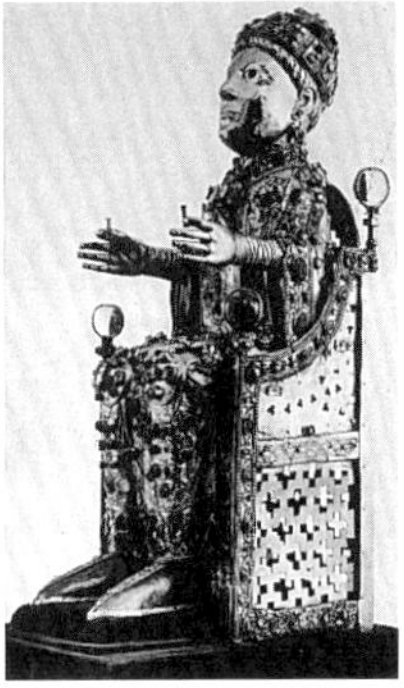

15

Statue der Hl. Fides,
9. Jahrhundert und später
(Conques, Ste-Foy)

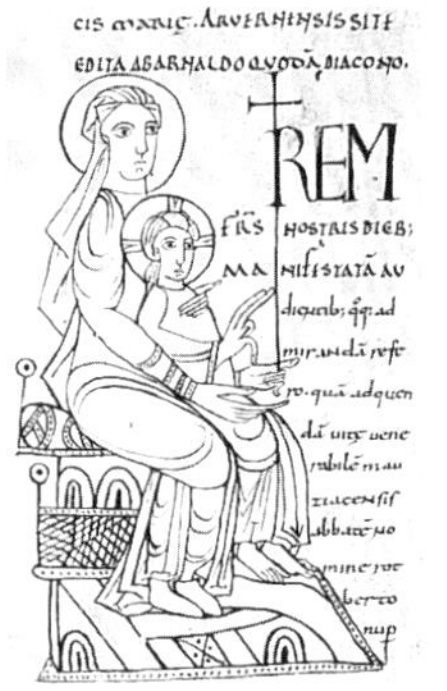

16

Zeichnung
der Thronenden Madonna von Clermont-Ferrand,
(Clermont-Ferrand, Bibl. Municipale Ms. 145, fol. 140v)

Bereits Alfred Pothmann wies darauf hin, daß die annähernd rechtwinklige Zuordnung der beiden Personen nicht die eindeutige Gerichtetheit einer Madonna mit frontal sitzendem Kind (‚Nikopoia') besitzt.[44] Die erstaunliche Allansichtigkeit des Kultbilds, das unerschöpfliche Spiel seiner wechselnden Aspekte, Überschneidungen und mehrdeutigen Zuwendungen spricht gegen eine stabile Aufstellung auf oder hinter dem Altar. Anders als beispielsweise die Hl. Fides von Conques (Abb. 15), die kurz zuvor entstandene (zerstörte) ‚Nikopoia' von Clermont-Ferrand (Abb. 16) oder die etwas späteren Madonnen von Hildesheim und Paderborn scheint der Bildhauer-Goldschmied in Essen mit einem beweglichen Betrachter oder bzw. und der Bewegung des Kultbildes gerechnet zu haben. Der Aufwand des Künstlers spricht für eine ursprünglich bewegliche Verwendung der Statue, also für ein Prozessionsbild. Die Leistung des Bildhauers ist um so bedeutender, als es für ihn offensichtlich nicht nur darum ging, eine plastische Gruppe aus zwei Personen plausibel auf Vielansichtigkeit hin zu gestalten, sondern auch darum, dieser Gruppe eine Handlungsform zu verleihen.

Die von Maria präsentierte Kugel wird in der Literatur nahezu einstimmig als Apfel gedeutet (s. Seite 37). Damit wird aber auch behauptet, daß die Maria des Kultbilds ikonographisch dem Typus der Neuen Eva entspricht, die nach dem Sündenfall der ersten Eva zum Ausgleich das Heil brachte.[45] Die Eva-Maria-Typologie ist sehr alt. Man kann sie als Kern der spätantiken Mariologie bezeichnen.[46] Die ersten Zeugnisse stammen aus dem Osten, wo beispielsweise Justin Martyr im 2., Irenäus im 3. und Ephraim der Syrer im 4. Jahrhundert die Typologie, die Paulus zuvor für Christus-Adam begründete, auf Maria übertrugen.[47] Auch in karolingischer (etwa bei Paschasius Radbertus)[48] und

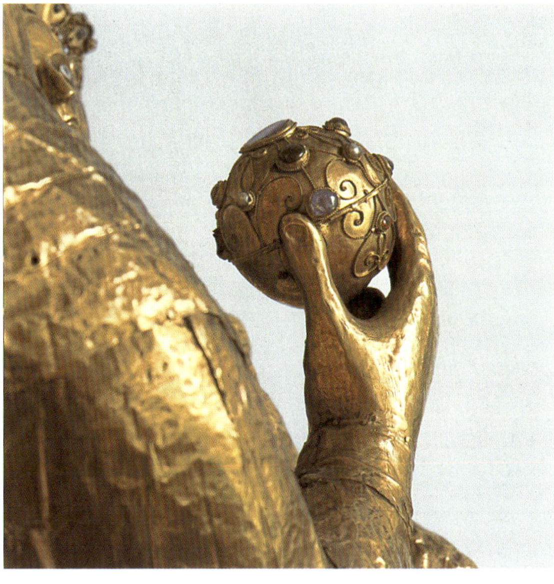

ottonischer Zeit (etwa bei Hrotsvitha von Gandersheim)[49] blieb die Parallele geläufig. Bildliche Darstellungen lägen also nahe, zumal sich kurz vor 1000 auch eindeutige Anspielungen auf die Christus-Adam-Typologie finden lassen.[50] Eindeutige bildliche Darstellungen der Eva-Maria-Parallele sind jedoch nicht vor den Rundbildern und Inschriften auf dem Widmungsbild des Kostbaren Evangeliars Bischof Bernwards von Hildesheim aus dem 11. Jahrhundert belegt (Abb. 17), die etwa zeitgleich mit der bildtheologischen Betonung der beiden Typologien auf der Synode von Arras (um 1025) entstanden.[51]

Ernst Guldan und die sich ihm anschließende Ilene Forsyth[52] sind bislang wohl die einzigen, die die Geltung der Eva-Maria-Typologie für die Essener Madonna in Frage stellten. Guldan beruft sich auf zahlreiche Beispiele aus der karolingischen und ottonischen Buchmalerei, auf denen Christus eine erstaunlich kleine Scheibe bzw. Kugel als Zeichen der Welt (mundus) in der Hand hält.[53] Das wird auf einigen Majestasdarstellungen durch Beischriften klargestellt – etwa auf der Majestasdarstellung der Beatus-Apokalypse von Gerona (975), wo neben der kleinen Kugel in der Hand Christi das Wort *mundus* steht (Abb. 18).[54] Die theologische Deutung ist naheliegend. Man kann dabei beispielsweise an den Hymnus ‚Quem terra, pontus, sidera' des Venantius Fortunatus (gest. nach 600) denken, der in das römische Brevier aufgenommen wurde und in dem betont wird, daß die ganze Welt in Gottes Hand liegt.

Für das Verständnis der Kugel, die die Goldene Madonna hält, ist die Geschichte der antiken *sphaira* als Herrschaftszeichen von maßgeblicher Bedeutung. Dieser Geschichte gingen Percy Ernst Schramm (1958) und jüngst Wolfgang Christian Schneider (1991) nach. Sie zeigten, daß die ursprünglich auf die Erde bezogene Kugel, die der Victoria (der Personifikation des Sieges) zugeordnet war, seit dem 3. Jahrhundert immer deutlicher zum politischen Herrschaftssymbol in den Händen der Imperatoren wurde. Im Mittelalter verlor sie ihre auf den Erdglobus bezogene Bedeutung in dem Maß, in dem sich das Modell der scheibenförmigen Erde durchsetzte. Die Kugel wurde zum ‚kosmischen' Herrschaftssymbol, das vor allem Christus zugeordnet wurde. In der Definition der ‚Welt', die Isidor von Sevilla (gest. 636) in seinen einflußreichen ‚Etymologiae' gibt, findet das seinen knappen Ausdruck: Der *mundus* umfaßt nicht nur alle irdischen Gegebenheiten, sondern auch den Himmel (Mundus est caelum et terra, mare et quae in eis opera Dei).[55] Erst seit dem 9. Jahrhundert, genauer: seit Karl dem Kahlen (gest. 877) werden die mittelalterlichen Herrscher wieder mit Globen versehen – zumindest bildlich. Als materielles Objekt ist das imperiale Zeichen aber erst seit Heinrich II. nachweisbar: Ihm wurde der Globus anläßlich seiner Krönung in Rom durch den Papst

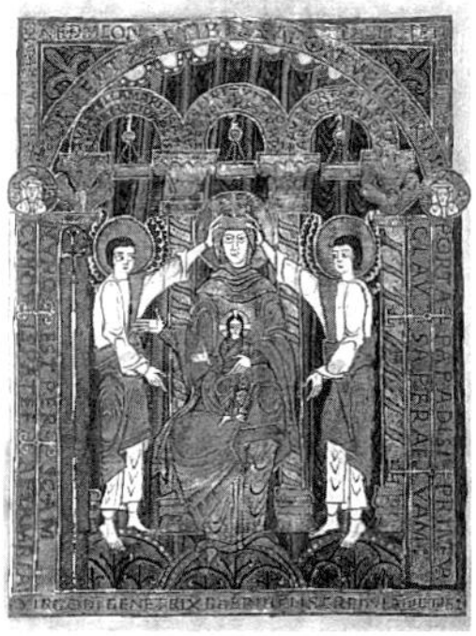

17

Widmungsbild,
Kostbares Evangeliar Bischof Bernwards,
um 1015 (Hildesheim, Dom- und Diözesanmuseum,
Ms. 18, fol. 17r)

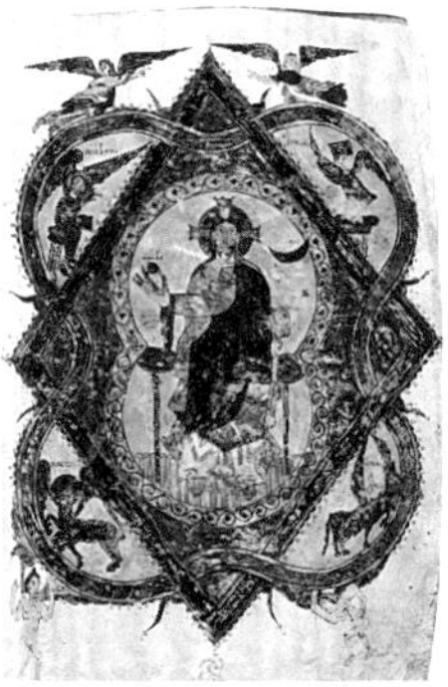

18

Majestas Domini,
Beatus-Handschrift,
975 (Gerona, Kathedrale, Ms. 7, fol. 2r)

überreicht (1014). Schramm vermutet, daß diese Neuerung auf Heinrichs Vorgänger Otto III. zurückging, dessen verstärktes Wiederaufgreifen antiker Zeremonialformen zahlreiche Spuren hinterließ.

Wie dem auch sei: Fest steht, daß kurz nach der Entstehung der Essener Madonna der Globus als politisches Symbol historisch buchstäblich greifbar wird. Damit ist die Frage, was denn nun die Madonna in der Rechten hält, aber noch nicht beantwortet. Sie ist aus den Quellen auch nicht eindeutig zu klären, denn schon der Chronist der erwähnten Kaiserkrönung Heinrichs II., Rudolfus Glaber, bezeichnet den Globus als ‚Apfel' (pomum) und weist damit auf das Bedeutungskontinuum zwischen Politik und Heilsgeschichte, zwischen Herrschafts- und Fluchzeichen hin.[56] Diese Überlagerung hat sich bis in die Rede vom ‚Reichsapfel' erhalten.[57] Dennoch bleibt der Befund für die Goldene Madonna unbefriedigend. Hat es Sinn, daß Maria den ‚Apfel' (teilweise) mit festem Blick betrachtet und das Kind die Hand in seine Richtung erhebt? Nochmals: Für den Eva-Apfel lassen sich auch später noch längere Zeit keine *visuellen* Beispiele finden.

Der erhaltene Bildbestand zeigt, daß nichts gegen eine Identifizierung der Kugel mit dem Herrschaftszeichen, mit dem *mundus* spricht. Schon in den karolingischen Darstellungen variiert die Größe des Insigniums beträchtlich. Im Psalter Karls des Kahlen (gest. 877) ist der Globus so groß, daß ihn der sitzende Herrscher in den ganzen Unterarm legen muß. Auf der vermutlich etwa gleichzeitigen Reiterstatuette aus Metz (Paris, Louvre) liegt der relativ kleine Globus in der flachen Hand des Imperators. Daß hier neben inhaltlichen Bedeutungen auch formale Gegebenheiten zu berücksichtigen waren, liegt ‚auf der Hand'. Es ist jedenfalls schwer vorstellbar, wie der reitende Kaiser (Karl der Große?) einen Globus von der Größe der Psalterillustration mit sich führen sollte, ohne an Würde zu verlieren. Auch Christusdarstellungen variieren die Größe der Kugel beträchtlich. Es genügt, neben die erwähnten karolingischen Miniaturen beispielsweise das von Heinrich II. gestiftete Basler Antependium (Paris, Musée Cluny) zu stellen, auf dem, der Zunahme der Körperlichkeit zur Mitte des Werkes entsprechend, Christus einen recht großen Globus in der Hand hält.

Man stelle sich den Bildhauer-Goldschmied des Essener Werks vor, konfrontiert mit der Aufgabe, Maria einen Globus beizugeben, um gleich zu bemerken, worin hier die Schwierigkeit lag. Es galt, das Herrschaftszeichen so zu dimensionieren, daß es der Größe des Kindes einigermaßen angemessen ist, ohne dabei in Marias Hand winzig zu wirken. Schon auf früheren Darstellungen, wie der Madonna auf einem Pilgerfläschchen um 800, hält der Jesusknabe einen Globus, der, würde ihn die Madonna halten, maßstäblich gesehen nicht größer wäre als die Essener Kugel (Abb. 19).[58] Auch für den eigentümlichen Gestus, mit dem Maria die Kugel hält,[59] kann eine einfache Erklärung gefunden werden. Es galt, den relativ kleinen Globus so zu halten, daß er nicht herrscherlich bei Maria *ruhte*, sondern dem wahren Weltenherrscher in ihrem Schoß *präsentiert*, vor Augen geführt werden konnte.[60] Da vermutlich keine vollplastischen Vorbilder für eine Madonna mit Herrschaftszeichen vorlagen, ging der Künstler von Majestasdarstellungen in der Buchmalerei aus. Von ihnen übernahm er nicht nur das

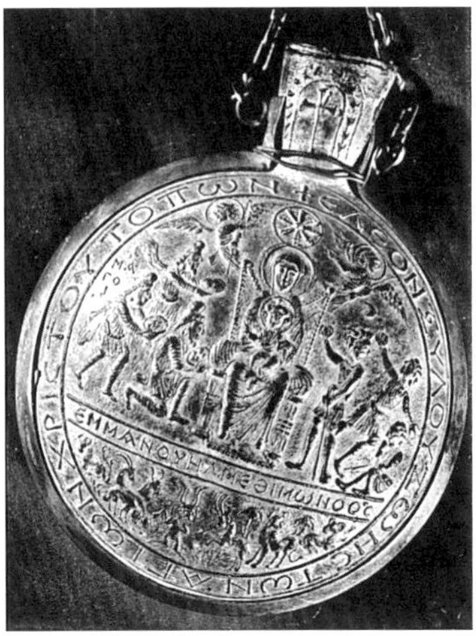

19

Thronende Madonna, Pilgerfläschchen,
Ende 8. Jahrhundert
(Monza, Schatzkammer)

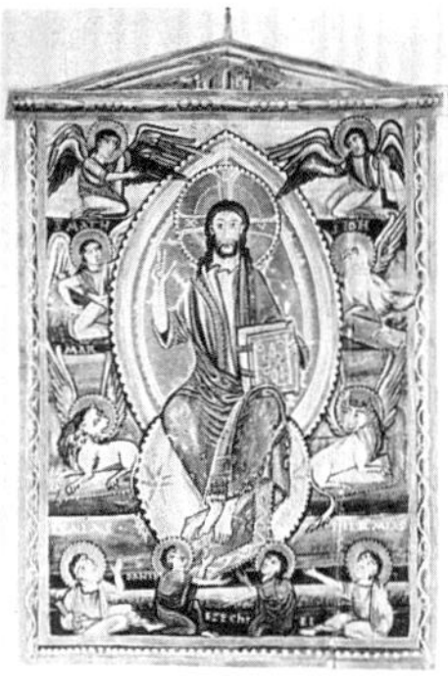

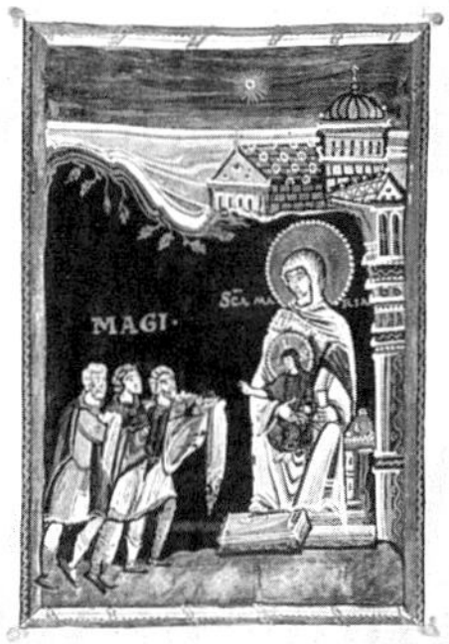

20

Majestas Domini, Everger-Lektionar,
um 984–99
(Köln, Dombibliothek,
Col. Metr. 143, fol. 12v)

21

Anbetung der Könige, Hitda-Codex,
Anfang 11. Jahrhundert
(Darmstadt, Landes- und Hochschulbibliothek
MS 1640, fol. 22r)

Motiv der gespreizten, leicht höhenversetzten Beine und die Neigung des Kopfes, sondern auch die vom Segensgestus abgeleitete Handhaltung mit drei gestreckten und zwei angewinkelten Fingern.[61] Darüber hinaus lassen sich zahlreiche Beispiele anführen, die belegen, daß die Verminderung der Kugelgröße stets mit einer Verlagerung der Kugel gegen die Fingerspitzen verbunden war.[62]

Auch die Verzierung der Kugel spricht nicht gegen diese Deutung. Die Kugel ist durch einen Filigranfaden zweigeteilt; zu beiden Hälften hin bilden sich relativ schlichte dreipaßartige Formen mit spiralig eingerollten Seitenteilen, die entfernt an das Lilienmotiv erinnern. Es versteht sich von selbst, daß bei dem von Maria vor Christus gehaltenen Globus das aufgepflanzte oder eingezeichnete Kreuz, das viele Herrschaftszeichen tragen, nicht unbedingt nötig ist. Auffällig ist aber die Zweiteilung des Globus durch ein Band, von dem auch Rudolfus Glaber in seiner Beschreibung des Reichsglobus Heinrichs II. berichtet. Auch die „runden Kurven" (!), von denen Schramm spricht und die ihn in seiner Deutung der Kugel als Apfel irritierten,[63] lassen sich mit dem Herrschaftszeichen verbinden. Der Bildhauer ging vielleicht von Vorbildern aus, bei denen die Kugeln durch eingezeichnete Sterne als Himmelsglobus gekennzeichnet waren,[64] oder von einem weitverbreiteten variationsreichen Typ, bei dem in den Globus Hügelkuppen (für die Erde) und Sterne (für den Himmel) eingezeichnet waren. In der römischen Kaiserzeit wurde der Globus häufig ‚abstrakt' verziert, auf einem Denar des Octavian beispielsweise mit einem Rautenmotiv.[65] Byzantinische Darstellungen zeigen die *Sphaira* oft mit zwei gekreuzten Bändern, ein astronomisches Zeichen, das die Überschneidung von

Tierkreis und Sonnenbahn darstellt.[66] Auf der Majestas zum Johannesprolog des ottonischen Bamberger Evangeliars aus Köln (fol. 154v) thront Christus auf dem kosmischen Globus mit eingeschriebenen Sternenbahnen.[67]

Während Maria den Globus präsentiert, richtet sie Jesus ein wenig auf. Das heikle Problem seiner rechten Hand erlaubt keine gesicherten Urteile über den Gestus (s. Seite 30). Man wird aber wohl nicht fehlgehen, wenn man – in Anbetracht der labilen, halb liegenden Stellung – kein ‚Greifen' nach dem Globus, sondern einen Segensgestus vermutet. Darauf deuten auch die durchgestreckten Zeige- und Mittelfinger. In der westlichen Buchmalerei und auf byzantinischen Elfenbeinen gibt es zahlreiche Vorbilder für die ‚weiche', offene Ausbildung der Segenshand (Abb. 20).[68] Schon ein Blick auf die ottonische Buchmalerei, insbesondere auf Dreikönigs-Darstellungen, zeigt, daß Christus die dargebotenen Gaben zumeist nicht mit offener Hand ‚annimmt', sondern der Geste der Darbietung mit der Segensgeste antwortet. Dadurch kommt das für die ottonische Buchmalerei so bezeichnende Gegeneinander der Gebärden zustande (Abb. 21).[69] Die Darstellung von Übergabe und Entgegennahme würde das Geschehen auf einen übergänglichen Moment beschränken und die Spannung der bedeutungsvollen Situation zugunsten des erzählerischen Gehalts opfern.[70]

Formal könnte der Künstler – neben der Buchmalerei – von mittelbyzantinischen Elfenbeinen ausgegangen sein, genauer: von einem Typ der ‚Hodegetria', bei der Maria nach rechts, zum Jesuskind weist, während das Kind nach links segnet.[71] Maria wird hier als Fürbitterin bzw. Mittlerin gesehen, als *Advocata*, wie der Name der wundertätigen Ikone von S. Sisto, Rom (etwa 6. Jahrhundert) lautete (Abb. 22).[72] Die zwischen den Menschen und ihrem göttlichen Sohn, zwischen irdischen und himmlischen Belangen vermittelnde Funktion Marias wurde schon sehr früh, etwa durch Basilius von Seleucia (ca. 468), beschrieben.[73] Im 8. und 9. Jahrhundert betonte man sie stark, wohl auch deshalb, weil gleichzeitig das Christusbild eine deutliche Veränderung erfuhr. Christus, der eigentliche Mittler, der zwei Naturen – Gott und Mensch – in seiner Person verbindet, glich sich unter monotheistischem Vorzeichen mehr und mehr dem entrückten göttlichen Vater, dem Weltenherrscher an. Für karolingische Theologen wie Milo von St. Amand oder Johannes Scotus Eriugena wurde Maria deshalb zur Beschützerin (protectrix), Helferin (auxiliatrix) und Führerin (tutrix) der Menschen.[74] Der Mittlerstatus Marias stand im Zentrum der karolingischen Mariologie.[75] Maria rückte dabei einerseits nahe an Christus heran. Die Unfaßlichkeit des überhimmlischen, richtenden Gottes fand aber andererseits ihr Gegengewicht in der reichgestuften Hierarchie der am Gnadenwerk

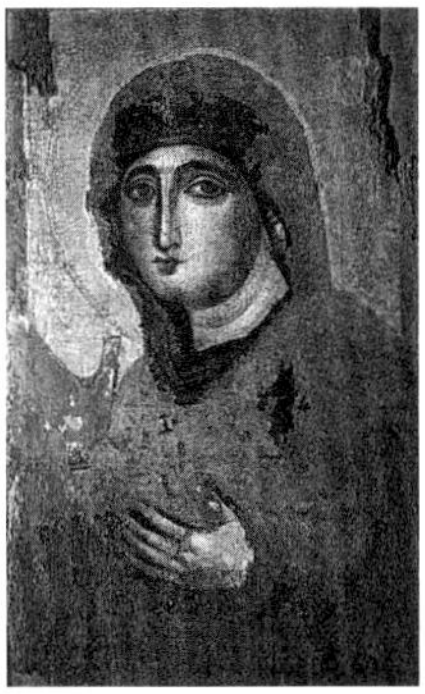

22

Madonna,
z.T. 6. Jahrhundert
(Rom, S. Sisto)

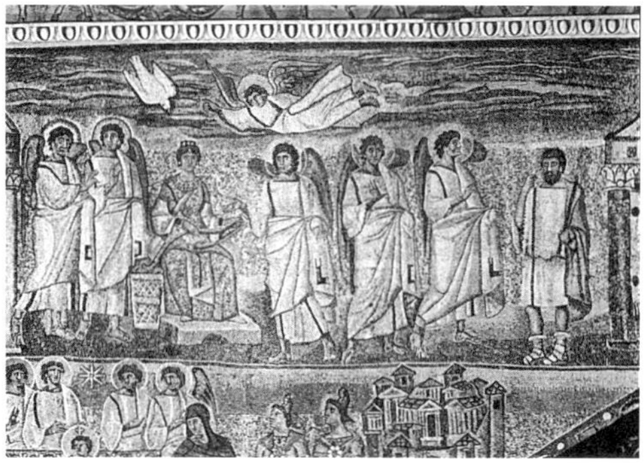

23

Verkündigung Mariä,
nach 432
(Rom, S. Maria Maggiore, Triumphbogenmosaik)

beteiligten heiligen und himmlischen Wesen (Heilige, Engel, Maria).[76] Die hierarchische ‚Verschachtelung' zeigt sich beispielsweise an einem Gebet des 12. Jahrhunderts, in dem Maria als Vermittlerin des Vermittlers (Christus) angesprochen wird (mediatoris mediatrix).[77] Daß sich hierin auch der gestufte Personenverband des mittelalterlichen Feudalstaats spiegelt, liegt nahe. All das ist in der mariologischen Literatur gut belegt und braucht an dieser Stelle nicht weiter ausgeführt zu werden. Der Mittleraspekt verbindet sich aber mit einer zweiten Würde Marias, die für die Essener Madonna von zentraler Bedeutung ist.

Die Identifizierung der Kugel in der Rechten Marias mit dem imperialen Herrschaftszeichen gibt das Stichwort. Auf dem bilderfreundlichen Konzil von Nicäa (787) wurde Maria erstmals offiziell und gleich mehrfach als ‚Herrin' bezeichnet.[78] Vermutlich wurden hier wichtige Vorentscheidungen für ihre Verbildlichung getroffen, weil damit der Anschluß an das ‚Recht auf das eigene Bild' (ius imaginum), das in der römischen Antike der Aristokratie vorbehalten war, hergestellt werden konnte.[79] Vor diese offizielle Stellungnahme treten aber zahlreiche Zeugnisse aus der Väterzeit seit Origines und Hieronymus, in denen Maria als Herrscherin bezeichnet wird.[80] Die entsprechenden Darstellungen sind im Westen schon seit den Triumphbogenmosaiken in S. Maria Maggiore, Rom (nach 432) verbreitet (Abb. 23). Maria ist dort als kaiserliche Frau gekleidet und mit dem kaiserlichen Diadem gekrönt. Engel bilden ihren Hofstaat. Die Mosaiken wurden im Anschluß an das Konzil von Ephesus (431) ausgeführt, das die Gottesmutterschaft Marias festschrieb. Maria hat hier bereits Anteil am Bild Christi als Pantokrator, als Allherrscher, das sich in Byzanz etwa gleichzeitig ausgestaltete und in dem sich

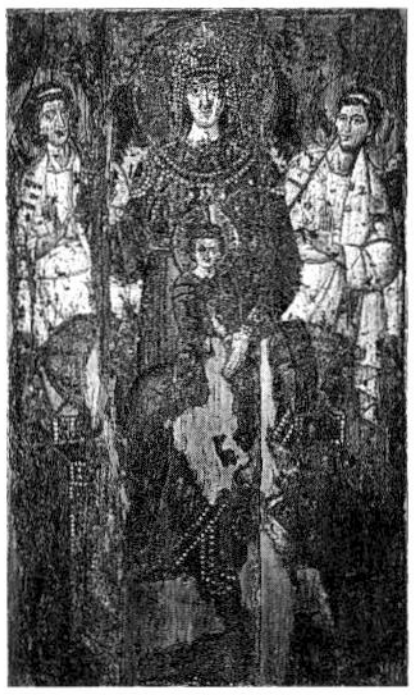

24

Madonna della Clemenza,
705–7 (?)
(Rom, S. Maria in Trastevere)

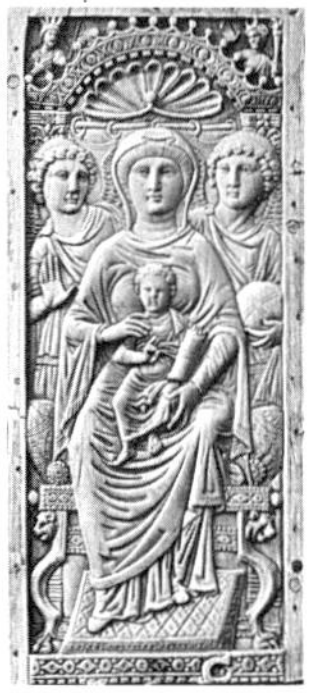

25

Madonna mit Kind und Erzengeln,
Elfenbeindyptichon aus Byzanz,
6. Jahrhundert
(Berlin, Staatl. Museen Preuß. Kulturbesitz)

seinerseits Würdeformen des oströmischen Kaisers widerspiegeln. Zunächst im oströmischen, dann auch im weströmischen Reich bildete sich daraus der Typus der ‚Engelskönigin' (regina angelorum).[81] Er geht seinerseits religionsgeschichtlich bis auf die altorientalischen Himmelsgöttinnen zurück.[82] Im Westen wird der Typus von der aus dem 8. Jahrhundert stammenden Ikone der ‚Madonna della Clemenza' von S. Maria in Trastevere, Rom repräsentiert (Abb. 24). Häufig waren der byzantinischen ‚Theotokos', der thronenden Gottesgebärerin, flankierende Engel beigegeben, die Globen als Herrschaftszeichen tragen (Abb. 25).

Das Königtum Marias, für das in der frühchristlichen Theologie vor allem noch mit dem Hinweis auf ihr königliches Geblüt (Stamm David) argumentiert worden war, verknüpfte sich seit dem 8. Jahrhundert mehr und mehr mit dem Königtum Christi.[83] Die karolingischen Theologen argumentierten: Von Christus, dem *rex universi*, strahlt ein Licht zurück auf seine Mutter.[84] Sie nimmt nach ihrem Tod eine privilegierte Stellung zur Seite ihres Sohnes ein, hierarchisch über den Engeln und Heiligen. Hinkmar von Reims, der – wie schon Karl der Große die Aachener Pfalzkapelle – seine Kathedrale der Gottesmutter weihte, ruft Maria als Mitregentin Christi an (Christo conregnans). Mit der Glorifizierung Marias, die besonders in der karolingischen Theologie eindeutig herrscherliche Züge annimmt, geht interessanterweise eine Verstärkung und Ausgestaltung ihrer menschlichen, mütterlichen Züge einher. Ambrosius Autpertus (gest. 784) rückt die königlichen Züge Marias in den Vordergrund, schildert aber zugleich die einstigen Liebkosungen von Mutter und Sohn; eine Innigkeit, die sich auch im Himmel fortsetzt und die Fürbittkraft der Mutter erklärt.[85] Die ältere Heiligenlehre legte für den Aspekt der Vermenschlichung die Fundamente. Isidor von Sevilla unterschied erstmals zwischen Märtyrern ,in offenem Leid' (in aperta passione) und Märtyrern ,in den verborgenen Seelenkräften' (in occulta animi virtute). Zu letzteren sei Maria zu zählen. Paschasius Radbertus (1. Hälfte 9. Jahrhundert) geht darin noch weiter, indem er betont, daß das Martyrium der Seele Marias beim Tod ihres Sohnes jedes ,äußere' Martyrium überstiegen habe.[86] Die *gloriosa femina* (Venantius Fortunatus) wird zugleich als liebende Mutter beschrieben und ihre Zuwendung zum Kind in allen Facetten geschildert. Eine Verstärkung der bildhaften Vergegenwärtigung ist im 10. Jahrhundert zu beobachten, etwa in den Marienhymnen Notkers des Stammlers, Hartmanns von St. Gallen oder Hrotsvithas von Gandersheim.[87] Gerade weil Maria als Gottesmutter neben ihrem Sohn regiert, kann sie zur einflußreichen *mediatrix* der irdischen Sünder werden. Scheffczyk resümiert, daß die karolingische Mariologie gerade in der Vorstellung der Einfluß nehmenden (intercedens, interpellans) Königin am meisten über die Väterzeit hinausgegangen sei.[88]

Die Goldene Madonna in Essen spiegelt möglicherweise diesen theologiegeschichtlichen Bedeutungswandel. Maria präsentiert ihrem Sohn als himmlische Mittlerin die Welt, den *mundus*, in feierlicher Geste.[89] Das Herrschaftszeichen erhält seine reale Bedeutung zurück: Christus ist *rex universi*. Maria übergibt den Globus nicht einfach wie die dem Herrscher huldigenden weiblichen Personifikationen auf den karolingischen und ottonischen Miniaturen. Sie ,besitzt' ihn aber auch nicht gleichberechtigt mit ihrem Sohn wie auf den zahlreichen spätantiken Darstellungen kaiserlicher Doppelherrschaft. Sie präsentiert ihn. Die Präsentation des Globus zeigt: Maria ist Mitregierende (conregnans) *und* Mittlerin (mediatrix) zwischen Gott und der Welt. Ihr fester, kraftvoller Blick ist teilweise auf die Sphäre gerichtet. Zugleich neigt sie ihren Kopf einfühlsam dem Sohn zu. Nichts bringt den vermittelnden Charakter der ,Königin der Welt und des Erdkreises' (regina mundi, regina nostri orbis; Paschasius Radbertus) deutlicher zum Ausdruck. Der in der byzantinischen Kunst meist von Engeln, ihrem Hofstaat, präsentierte Globus ist hier im Zuge einer Intensivierung der Mutter-Kind-Verbindung in die Hand der Himmelskönigin[90] übergegangen. Maria kommt eine reale personale Mittlerschaft am Erlösungswerk zu.[91]

Die im historischen Umfeld einzigartige imperiale Ikonographie der Skulptur, das Präsentieren des Herrschaftszeichens, hat seine eigentümliche Parallele im politischen Einfluß der *coimperatrix* Theophanu. Nach dem Tod Ottos II. übernahm die byzantinische Prinzessin die Regierungsgewalt für ihren unmündigen Sohn Otto III. – ein im

Westen ungewöhnlicher Vorgang.[92] Theophanu war so erfolgreich, daß nach ihrem Tod (991) Adelheid, ihre Schwiegermutter, die Reichsgeschäfte weiterführen konnte. In den äußerst labilen politischen Konstellationen der Zeit übernahm Theophanu imperiale Würdeformeln. Wenn die junge Witwe 990 in Italien aber als „Theophanius, von Gottes Gnaden Kaiser (und) Augustus" Urkunden ausstellt, so wird daran auch ihr Dilemma deutlich.[93] Diese und die folgenden Frauenherrschaften verstärkten noch einmal die erst im Laufe des 10. Jahrhunderts allgemein aufkommende Funktion der Königinnen als 'Juniorpartner' (Fichtenau) ihres Gemahls. Ihr wachsendes politisches Gewicht erwuchs aus ihrer nun offiziellen Rolle als Fürbitterin zugunsten von Dritten.[94] Man könnte spekulieren und in der Haltung der Essener Madonna – den *mundus* für ihren ‚unmündigen', der Stützung bedürftigen Sohn haltend, sich, zugunsten des *mundus* Fürsprache einlegend, ihm zuneigend – *auch* eine Spiegelung dieser dynastischen Ausnahmesituation sehen.

Ausführlich schildert der ‚Liber ordinarius' die Prozessionen, bei denen die Goldene Madonna mitgeführt wurde. Am Montag der Himmelfahrtswoche zogen die Stiftsdamen mit den Kanonikern und Scholaren zur Markuskapelle von Bredeney, auf dem Gebiet der Benediktinerabtei von Werden. Beim Eintritt der Prozessionsgemeinschaft und des hoch auf einer Trage mitgeführten Kultbilds in die Kirche, wo sie schon von den Werdener Mönchen erwartet wurden, sangen die Essener Kanoniker die Antiphon ‚Regina Coeli'.[95] Am folgenden Tag, dem Dienstag der Bittwoche, ging der Weg über die Felder zum Oberhof Ehrenzell (Yrintsel) bei Frohnhausen. Der Konvent beging dabei das westliche, zwischen Kettwiger und Limbecker Tor gelegene stiftseigene Gelände.[96] Mit solchen Flurumgängen wurden Besitzrechte bekräftigt[97] und wohl auch Fruchtbarkeit erbeten.[98] An Mariä Himmelfahrt (15. August), zugleich Festtag des Marienpatroziniums der Kirche, umschritt der Prozessionszug den Kirchhof des Stifts.[99]

Die spektakulärste Prozession fand an Mariä Lichtmeß (2. Februar) statt.[100] In der Morgenfrühe des Festtages empfing der jüngste Kanonikus das Kultbild aus der Hand der ‚Schatzmeisterin' und brachte es auf genau festgelegtem Weg rasch und verhüllt zur Marktkirche St. Gertrudis. Danach formierte sich eine Lichterprozession vom Hochchor der Stiftskirche durch die vorgelagerte Johanneskirche zum ‚Stein' unter der Linde, vor dem Eingang der Kirche. Dort blieben die Kanonissen zurück, während die Kanoniker und Scholaren nach St. Gertrudis zogen und das nach wie vor verhüllte Kultbild in feierlichem Zug durch die Stadt trugen. Vor der Johanneskirche angekommen, stieg der Zelebrant auf den ‚Stein', an dem sonst beispielsweise Abgaben der Stiftshörigen entrichtet wurden,[101] enthüllte die Skulptur und krönte sie mit der goldenen Krone (Abb. 26). Die Geistlichen umstanden den Stein im zur Kirche hin offenem Karree. Im Responsorium, das die Kanoniker anstimmten, wurde die Jungfräulichkeit und Reinheit Marias betont. Der Chor der Kanonissen sang die Antiphon: „Gegrüßet seist Du Jungfrau, Gottesgebärerin, die Du bist voll der Gnade. Aus Dir nämlich ist hervorgegangen die leuchtende Sonne der Gerechtigkeit. Die in der Dunkelheit sind, freuen sich (...)."[102] Danach zog die Prozessionsgemeinschaft durch die Johanneskirche und den Münstervorhof (Paradies) in die Münsterkirche. Dort stimmten die Kanoniker eine Antiphon an, die mit der eigentlichen Bedeutung des Festes, der Darbringung Jesu im Tempel, zusammenhängt. Es handelt sich um das Erkennen des Heilands durch Simeon.[103] Etwas später begann das feierliche Hochamt.

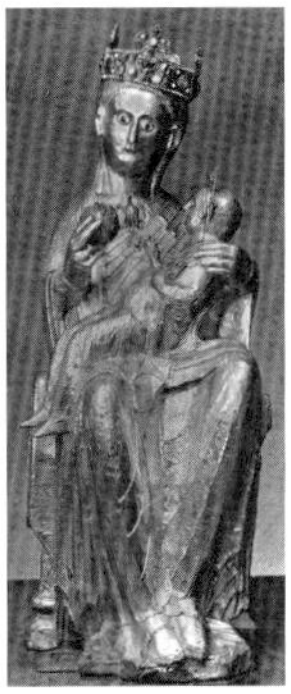

26

Die gekrönte Goldene Madonna
(Essen, Münster)

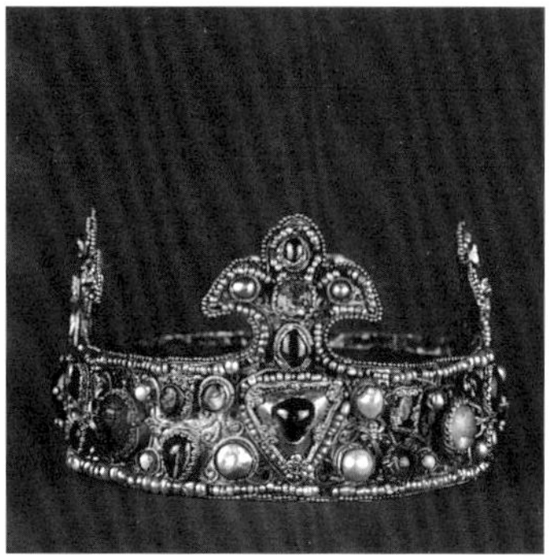

27

Krone,
Ende 10. und 11. Jahrhundert (Essen, Münsterschatz)

In welche Vorgeschichte waren diese Essener Prozessionen eingebettet? Große Prozessionen mit den berühmtesten Marienikonen sind in Byzanz seit dem 6. Jahrhundert überliefert. In Rom bildete sich während der allmählichen Entwicklung der vier großen Marienfeste (Geburt, Verkündigung, Lichtmeß, Heimgang) seit dem 7. Jahrhundert[104] ein fester Prozessionsverlauf heraus. Die bedeutendste Prozession fand in der Sterbenacht Marias statt, in der die Madonnenikone von S. Maria Maggiore von der Christusikone aus Sancta Sanctorum besucht wurde – übrigens ein Hinweis darauf, daß in der Madonnendarstellung traditionell die Person Marias im Vordergrund stand; anders ist der Vorgang einer Begegnung zwischen ‚Mutter' und (verdoppeltem) ‚Sohn' kaum erklärbar. An Lichtmeß, das unter der byzantinischen Bezeichnung ‚Hypapante' (‚Begegnung' von Jesus mit Simeon resp. Hanna) zwischen 640 und 649 eingeführt wurde[105] und dessen Prozessionsverlauf dann den übrigen Marienfesten als Vorbild diente, kamen wie an den drei übrigen Marienhauptfesten die wundertätigen Marienikonen der 18 Diakonien in S. Adriano am Forum Romanum zusammen, von wo aus der Weg nach Santa Maria Maggiore beschritten wurde.[106] Im Lichtmeß-Ritus wurde mehrfach auf das neue Licht hingewiesen, das von Maria ausging.[107] Kurz darauf scheint es auch im Norden, beispielsweise in Mainz, zu ähnlichen Prozessionen gekommen zu sein.[108]

Die Entstehungszeit der Essener Prozession und ihr ursprünglicher Verlauf können nicht mit Sicherheit angegeben werden Krönungen von Madonnenstatuen sind vor allem in der Gotik weit verbreitet;[109] es gibt aber bis ins 11. Jahrhundert dokumentierte Vorläufer.[110] Auch der bildliche Befund erlaubt keine sicheren Schlüsse. Während Maria in Byzanz stets ohne Krone, nur mit Schleier bzw. Mantel bedeckt dargestellt wird, zeigen in Rom bereits ein Fresko in Santa Maria Antiqua und die Ikone von Santa Maria in Trastevere (die ‚Madonna della Clemenza') bekrönte Madonnen – lange vor der Essener Madonna.[111] St. Gertrudis, die heutige Marktkirche, von wo die Madonna bei der Prozession eingeholt wurde, ist erstmals im Testament der 1058 verstorbenen Äbtissin Theophanu bezeugt.[112]

Dennoch sprechen die Indizien für einen sehr frühen Ursprung der Statuenkrönung. Die kaiserliche Ikonographie der Skulptur, die Ausstattung Marias mit dem kosmischen Herrschaftszeichen, bildet das entscheidende Argument. Eine indirekte Bestätigung des frühen Krönungsdatums enthält das Kostbare Evangeliar Bischof Bernwards von Hildesheim, das kurz nach 1000 entstand. Hier ist dargestellt, wie der Auftraggeber das Buch der *Regina Angelorum* übergibt. Der Buchmaler stellt dabei nicht einfach die bekrönte Maria, sondern den *Vorgang* ihrer Krönung durch zwei Engel dar.[113] Die Miniatur ist insofern für diesen Zusammenhang besonders interessant, als zwischen Hildesheim und Essen außerordentlich enge Beziehungen bestanden.[114] Im Unterschied zu jenen Reliquiaren, die eine feste Krone tragen – etwa die Hl. Fides in Conques aus dem 9. Jahrhundert (Abb. 15) –, kann gerade das *Geschehen* der Krönung als typisch für die Zeit um 1000 gelten. Die Betonung von Gesten und Zeremonien zeigt sich auch an den zahlreichen Festkrönungen der ottonischen und salischen Herrscher.[115] Nicht zuletzt die engen Bindungen des Essener Stifts an das ottonische Kaiserhaus weisen darauf hin, daß die Statuenkrönung schon um 1000 aufgekommen sein könnte. Mathilde (973–1011) war eine Enkelin Ottos des Großen. Ihre Nachfolgerin Sophia (1011–39) war ihre Nichte, Tochter Ottos II., und deren Nachfolgerin Theophanu (1039–58) wiederum Tochter der Stiftsdame Mathilde, einer Schwester Sophias, und damit Enkelin Ottos II., Nichte Ottos III. Etwa achtzig Jahre lang konnte Essen als vornehmstes Damenstift des Kaiserreichs gelten.

Marienprozessionen unter ‚imperialen' Vorzeichen lassen sich im 10. Jahrhundert auch in Byzanz dokumentieren. Nach dem Sieg über Russen und Bulgaren im Jahr 971 kehrte Kaiser Johannes I. Tzimiskes im Triumph nach Byzanz zurück. Am Goldenen Tor angekommen, lehnte es Johannes ab, den von vier Schimmeln gezogenen vergoldeten Triumphwagen zu besteigen, und stellte statt seiner eine Marienikone darauf, der dann auf dem Forum Konstantins Dank- und Siegesgesänge dargebracht wurden. Die junge Theophanu, die spätere Gemahlin Ottos II., könnte dieses Ereignis noch miterlebt haben, bevor sie Byzanz gen Westen verließ.[116]

Erlaubt die bei der Lichtmeßprozession in Essen verwendete Lilienkrone weitere Schlüsse (Abb. 27)? Fest steht, daß sie ursprünglich nicht für das Kultbild vorgesehen war, weil sie erst nachträglich durch einen eingefügten Eisenring der Größe des Kopfes angepaßt, d.h. etwas verkleinert wurde. Hermann Fillitz unterzog die kleine Krone jüngst einer eingehenderen Untersuchung (1993).[117] Seiner Meinung nach wurde die noch im 10. Jahrhundert angefertigte Krone im späteren 11. Jahrhundert stark verändert (Palmetten aus Goldfiligran; Fassungen der größeren Steine). H. Schnitzlers Vermutung, daß es sich um die Kinderkrone Ottos III. handelt, der 983 in Aachen als Dreijähriger gekrönt wurde, und daß diese Krone später nach Essen gestiftet wurde, wird dadurch gestützt. Die Überarbeitung der Kronenoberfläche und die Verkleinerung ihres Durchmessers müssen aber nicht gleichzeitig erfolgt sein. Die Krone könnte nach Essen gestiftet und erst einige Jahrzehnte später prachtvoll ergänzt worden sein. Solche nachträglichen Verschönerungen sind beispielsweise für die goldene Statue der Hl. Fides von Conques bezeugt.

Schenkungen von Herrschaftszeichen an Kirchen sind alter Brauch. Ademar von Chabannes berichtet, daß Heinrich II. nach seiner Kaiserkrönung dem Kloster Cluny Krone, Szepter, *speram auream*, das Goldgewand und ein Kruzifix stiftete.[118] Essen war um 1000 das einzige Reichsstift, das ein Marienpatrozinium, und vermutlich das einzige, das ein Kultbild der Madonna besaß. Die kaiserliche Ikonographie der Skulptur, die kaiserliche Würde des hochadligen Damenstifts und die um 1000 aufkommende Darstellung der Marienkrönung erhärten die These, daß die Krönungszeremonie schon kurz nach Fertigstellung des Kultbilds aufgekommen ist. Die Stiftung könnte aus Anlaß des Aufenthalts Ottos III. in Essen im Jahr 993 erfolgt sein. Dokumente, die diese Vermutung bestätigen würden, haben sich aber nicht erhalten.[119]

Die Lichtmeß-Prozession unterscheidet sich in drei Punkten von den übrigen Prozessionen, bei denen die Goldene Madonna mitgeführt wurde. Es handelte sich um eine Lichterprozession; die Madonna wurde verhüllt durch die Stadt getragen; und der Konvent der Kanonissen blieb am ‚Stein' vor der Johanneskirche zurück. Diese Besonderheiten lassen sich teilweise dadurch erklären, daß die Prozession – zumindest in der Zeit des ‚Liber ordinarius' (14. Jahrhundert) – in Kollision mit Fastnachtsumtrieben gekommen zu sein scheint. Während der ‚Liber' darüber keine näheren Angaben macht, befindet sich in einer Pergamentrolle des Essener Stadtarchivs eine 1404 datierte Aufzeichnung, die unter dem Titel ‚Ad candelas Regis Assindensis' detailliertere Schilderungen enthält.[120] Die Bezeichnung ‚Essener König' (Rex Assindensis) verwundert. Die Aufzeichnung klärt darüber auf, daß es sich um einen Festkönig handelt, der mit seinen Kollegen ‚Herzog' und ‚Raugraf' (comes hirsutus) und ihrem jeweiligen Gefolge die Organisation der alljährlich zu Fastnachtssonntag fälligen Kerzenspende an das Stift zu übernehmen hatte. Eine um 1430 verfaßte deutsche Übersetzung des Textes (ebenfalls auf einer Pergamentrolle des Stadtarchivs) enthält zusätzliche Details. Am Sonntag vor Mariä Lichtmeß versammelten sich die Bürger auf dem Rathaus und wählten einen neuen ‚König'. Die von der Bürgerschaft als Rente zu entrichtenden Wachsmengen bzw. Geldmittel reichten aber nicht aus, um die erforderliche Anzahl großer Kerzen herzustellen. Deshalb wurde eine besondere Kollekte veranstaltet, die mit dem Marienfest am 2. Februar zusammenfiel. ‚König', ‚Herzog' und ‚Raugraf' stellten sich mit ihren Gefolgen dafür am Marktplatz und am Kirchhof auf und baten die vorübergehenden Prozessionsteilnehmer um eine Spende für die Kerzen. Auch in St. Gertrud und St. Johannes wurde gesammelt; schließlich sogar im Vorhof, dem ‚Paradies' der Stiftskirche, wo die kleinen Kerzen, die die Prozessionsteilnehmer mit sich trugen, eingesammelt wurden. Aus den eingetriebenen Mitteln fertigten die karnevalistischen Würdenträger und ihr Gefolge bis Fastnachtssonntag die vorgeschriebenen 35 Kerzen, darunter die Königskerze von 20 Pfund Gewicht für den Siebenarmigen Leuchter der Stiftskirche.[121] Überbringung und Opferung der Kerzen gingen in einer Profanprozession an Fastnachtssonntag vonstatten, bei der Männer und Frauen in vollem Ornat (in pontificalibus; „mit siner zirheit, als dat gewontlich is") in der Münsterkirche erschienen. Während des Hochamts wurde unter anderem an der kleinen silbernen Marienskulptur geopfert. Die Goldene Madonna wird nicht erwähnt.

So weit die Berichte. Es braucht nicht viel Phantasie, um sich vorzustellen, in welchem Umfeld die Lichtmeßprozession vor sich ging. Das feierliche Geschehen war an allen wichtigen Stationen, außer in der Stiftskirche selbst, von Mummenschanz umgeben. Eine eigentümliche Mischung aus religiösem Ernst und Ausgelassenheit wird den Zug geprägt haben. Das Eintreiben der Spenden durch einen verkleideten Haufen, der um die geistlichen Prozessionsteilnehmer Spalier stand, wird nicht ohne Zudringlichkeiten vonstatten gegangen sein. Vermutlich hielten sich die Stiftsdamen gerade deshalb von der eigentlichen Prozession fern.

Auch im Falle des Fastnachtsbrauchs liegt die Entstehungszeit im Dunkeln. Aus Indizien läßt sich aber schließen, daß er ebenfalls sehr alt ist. Mit der Wahl eines Festkönigs nimmt der Brauch die Institution des römischen Saturnalienkönigs oder die des, jahreszeitlich unmittelbar anschließend, samt Gefolge und Harem gewählten Narrenkönigs zu Neujahr auf.[122] Die Abdrängung des Klamauks aus der Weihnachtszeit, die die frühe Kirche unternahm, bewirkte eine Vermischung mit den uralten Spätwinterkulten und damit die ‚moderne' Form des Karnevals. Aber auch die Lichterprozession des 2. Februar selbst, in der ersten Hälfte des 7. Jahrhunderts in Rom von Byzanz übernommen, greift vorchristliche Riten auf. Das geschieht im Anschluß an Lukas 2, 32, wonach Simeon den im Tempel dargebotenen Jesus als ‚Licht' anspricht, eine Textstelle, welche die Kanonissen vor der Einholung des Kultbilds von St. Gertrudis anstimmten.[123] Seit dem 5. Jahrhundert sind deshalb in Jerusalem für diesen Festtag Lichterprozessionen bekannt.[124] Sie haben ihrerseits Vorläufer: die archaischen römischen Reinigungskulte, das *amburbale* und die *lupercalia*, die beide im Reinigungsmonat Februar vollzogen wurden. Frühmittelalterliche Theologen wie Hrabanus Maurus betonten diesen Zusammenhang ausdrücklich.[125] Beim in die ersten Tage des Februar fallenden *amburbale* kam es zu einem Herumführen der Opfertiere um die Grenzen der Stadt – eine Wiederholung der Stadtgründungszeremonie –, wobei einige christliche Autoren die Mitnahme von Fackeln und Lichtern betonen. Der Kult stand wohl von Anfang an in Konkurrenz mit den *lupercalia*, einem uralten Reinigungs- und Fruchtbarkeitsfest, das vermutlich bis ins 5. nachchristliche Jahrhundert hinein gefeiert wurde.[126] Es fiel auf den 15. Februar. Das Fest mußte unter Augustus reglementiert werden, offenbar weil es zu Ausschreitungen kam. Neben dem am Palatin wohnenden Gott Faunus spielte die Göttermutter Juno, die auch als *februata* verehrt wurde, eine wichtige Rolle.[127]

Amburbale und *lupercalia* gehören beide zu den Reinigungs- und Sühnefesten, die in ihrer unspezifischen und im Abstand von fünf Jahren zu feiernden Form als *lustratio* bezeichnet wurden.[128] Charakteristisch für diese Kulthandlungen ist das feierliche Umkreisen des

Opfergegenstands – bei Flurumgängen auch zur Bekräftigung der Besitzrechte –, ferner das Entzünden von *Feuern* (evtl. Fackelumzüge). Eine spezifische *lustratio* gab es zu Geburt und Tod, ferner am achten bzw. neunten Tag nach der Geburt für den Neugeborenen.

Es ist verlockend, aber auch nicht unproblematisch, Religionsgeschichte auf das Kontinuum der Motivübernahmen zu reduzieren – zumal bei großen zeitlichen und räumlichen Abständen. Dennoch müssen die Parallelen zur Essener Lichtmeßprozession nicht eigens hervorgehoben werden. Lichtmeß und Fastnacht spiegeln *amburbalia* und *lupercalia*. Die Integration, nicht Abstoßung ‚heidnischer' Kultformen, die hier zum Ausdruck kommt, ist typisch für die Formation der christlichen Kirche in Umgebungen, die noch im Vorchristlichen verwurzelt sind. Boudriot zitiert frühmittelalterliche Berichte über das Anzünden von Kerzen und Fackeln an heiligen Steinen, Bäumen und Wegkreuzungen, an denen jeweils Votivgaben in Form hölzerner Figuren und Glieder angebracht wurden – ein Brauchtum, das besonders an den Kalenden des Januaris, also zum heidnischen Neujahr, mit seinem Mummenschanz gefeiert wurde.[129] Man darf nicht vergessen, daß das älteste Essen noch bis zu Beginn des 9. Jahrhunderts als vorgeschobener befestigter Platz der fränkischen Sachsenmission diente.[130] Die Abschwörung vom Heidentum ist noch fester Bestandteil einer Beichtformel des um 900 datierten Essener (?) Sakramentars Ms D2 (fol. 204).[131] Es ist also nicht unwahrscheinlich, daß die Verbindung von Lichtmeßprozession, Fastnachtstreiben und Krönung des Kultbilds noch auf die Zeit um 1000 zurückgehen könnte – eine Zeit, in der übrigens die Kerzenweihe zu Lichtmeß gerade aufkam.[132]

Marcsuitis, die Äbtissin des 939 von ihr gestifteten Klosters Schildesche bei Bielefeld, verbot ihren Untertanen den heidnischen Umgang über die Felder, griff aber das Motiv der Reinigung auf und empfahl eine ‚individuelle' Form der Sühne bzw. Buße.[133] Das kollidierte mit dem für diese Jahreszeit bezeugten närrischen Treiben.[134] Die Essener Kanonissen gingen – zumindest in der Zeit unserer beiden schriftlichen Quellen – anders vor. Schon das gemeinsame Kerzenziehen der Karnevalsgemeinschaft bedeutet eine beachtliche Integrationsleistung. Noch erstaunlicher ist, wie weit die Stiftsdamen den Mummenschanz in liturgische Formen, bis hin zu Hochämtern, einbanden. Die spektakuläre Form der Lichtmeßprozession könnte aber auf die Notwendigkeit hindeuten, einer gegengerichteten, eben karnevalistischen ‚Befindlichkeit' der Menschen zu antworten. Man kann sich leicht die starke Wirkung vorstellen, die von der plötzlichen Enthüllung und anschließenden Krönung einer zuvor verhüllt durch die Straßen getragenen Goldenen Madonna ausgehen mußte – besonders im 10. Jahrhundert, in einer empfänglichen Zeit also, in der sogar, wie Quellen berichten, die Bilder auf Meßgewändern ‚unglaubliche Schrecken' auslösen konnten.[135]

Mit der Enthüllung der Kultstatue am ‚Stein' unter der Linde näherte sich der Ritus vorchristlichen Kultformen. Tacitus berichtet beispielsweise über die Prozession der germanischen Göttin Nerthus, die in ihrem Schrein verborgen gehalten wurde. Die sie anschließend waschenden und deshalb sehenden Diener wurden getötet. „So herrscht denn ein geheimes Grauen und ein heiliges Dunkel, was das für ein Wesen sei, das nur Todgeweihte schauen dürfen."[136] Die nicht von Menschen gemachten unförmigen griechischen Holzidole, die vorarchaischen, normalerweise verhüllten *bretades*, wurden in Prozessionen herumgeführt, bei denen niemand das Bildwerk betrachten konnte, ohne Schrecken, Tod und Unfruchtbarkeit zu erleiden.[137]

Die Nähe solch heidnischer Kulte zur Essener Lichtmeßprozession scheint den alten Vorbehalt gegen die Skulptur im christlichen Zusammenhang zu bestätigen. Das alttestamentarische Bilderverbot ist vor allem ein Skulpturverbot.[138] Für Tertullian beispielsweise war Bilderverehrung das größte von Menschen verübte Verbrechen.[139] Gregor der Große ließ nach einer seit dem Spätmittelalter greifbaren Legende um 600 heidnische Götterstatuen in Rom zerstören.[140] Die Auseinandersetzungen um den Status des Bildes führten in Byzanz dazu, daß nach dem Bilderstreit im 9. Jahrhundert die christliche Vollplastik beinahe vollständig verschwand und dort nie wieder aufkam. Wie war das ideengeschichtliche Milieu beschaffen, das dazu führte, daß in Essen gegen Ende des 10. Jahrhunderts eine vollplastische, vermutlich schon damals in Prozessionen mitgeführte und gekrönte Kultstatue auftauchen konnte?

Die Entstehung der mittelalterlichen Sakralplastik ist keineswegs selbstverständlich. Das zeigen bereits die zeitgenössischen Quellen. Als Bischof Stephan II. von Clermont-Ferrand kurz vor dem Essener Kultbild eine Maria mit frontal sitzendem Jesusknaben (eine ‚Nikopoia') herstellen ließ, mußte er selbst in einem an Kultstatuen gewöhnten Gebiet wie der Auvergne Unverständnis überwinden. Eine Vision, die Robert, der Abt von Mozat, etwa gleichzeitig hatte, schildert, wie die entstehende Skulptur in der Werkstatt des Adelelmus bald schon den Satan in Gestalt von Fliegen anzog. Erst nach einem förmlichen Exorzismus durch den Bischof konnte die Statue fertiggestellt werden. Zum Beweis des göttlichen Wohlwollens ließ sich ein Bienenschwarm auf ihr nieder.[141]

Man darf dabei nicht vergessen, daß es sich bei der Auvergne um ein abgelegenes bäuerliches Gebiet im Herzen des französischen Zentralmassivs handelte, das ohnehin dafür bekannt war, daß hier „nach einer alten Tradition"[142] jede Kirche Kultstatuen besaß. Bernhard von Angers, von dem wir diesen Hinweis erhalten, unternahm deshalb noch im Jahr 1013 eine Art Expedition, um diese Folklore, die „zunächst den Kult der Götter und Dämonen fortzusetzen scheint",[143] vor Ort zu untersuchen. Ziel seiner Reise war die Kultstatue der Hl. Fides von Conques (Abb. 15).[144] Bernhard kommt als Skeptiker, der dem mitreisenden Bruder gegenüber spöttische Bemerkungen über die an Götzendienst erinnernde Verehrung durch die einfache Bevölkerung macht. Er verläßt Conques jedoch als Anhänger der Kultbilder. Das geht nicht nur auf das Konto der unzähligen Wunder, die die Heilige durch ihre Statue wirkt. Bernhard beruhigt sich bei

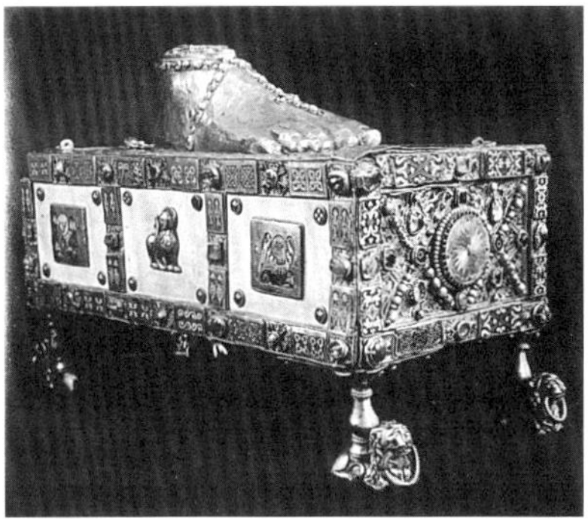

28

Andreas-Portatile (sog. Egbert-Schrein),
ca. 977–93 (Trier, Domschatz)

dem Gedanken, daß die Statue die Kraft besitzt, die Gedanken zur Heiligen Fides selbst zu lenken. Die Skulptur „ist, besser gesagt, nichts als ein Schrein, der die ehrwürdigen Reliquien der Jungfrau birgt. Der Goldschmied gab ihm auf seine Art eine menschliche Form."[145] Damit liefert Bernhard ein wichtiges Stichwort: Kultbilder wie die Hl. Fides von Conques, aber auch die thronende Madonna in Clermont-Ferrand, waren zugleich Reliquiare. Im Innern der Skulpturen befanden sich Reliquien; im Falle der Hl. Fides beispielsweise ihre Schädeldecke.

Harald Keller ging in einem vieldiskutierten Aufsatz von Bernhards Bericht aus. Kellers Meinung nach ist die Entstehung einer nachantiken christlichen Vollplastik „in der ottonischen Zeit" überhaupt nur durch die enge Allianz von Reliquie und Schrein denkbar. ‚Sprechende Reliquiare' zeigen, wie im Fall der Hl. Fides, vollplastisch an, welche Reliquien in ihrem Innern verborgen sind. Beim Andreasschrein in Trier (ca. 977–93) beispielsweise verweist der dargestellte Fuß auf die im Kasten befindliche Sandale des Apostels (Abb. 28). Durch die reale Anwesenheit eines wundertätigen Objekts wie der Reliquie wurde der Bildcharakter des Schreins gleichsam überstrahlt, so daß es nicht zur Identifikation von Kultbild und anzubetender Person kam. Verehrt wird die Reliquie, nicht ihr Schrein.[146]

Gegen Kellers These wurden zahlreiche Einwände erhoben. Hubert Schrade etwa meinte, daß das Reliquiar sich gegenüber figürlicher Plastik gleichgültig verhalte und die Wiederentstehung sakraler Plastik deshalb zusätzlicher geistesgeschichtlicher Motive bedürfe. Tatsächlich läßt dieselbe Mathilde, die die Goldene Madonna in Auftrag gab, einen großen goldenen Schrein für die Gebeine des Hl. Marsus fertigen (nach 1794 eingeschmolzen), bei dem der abbildliche Stilwille nicht zum Durchbruch kommt.[147]

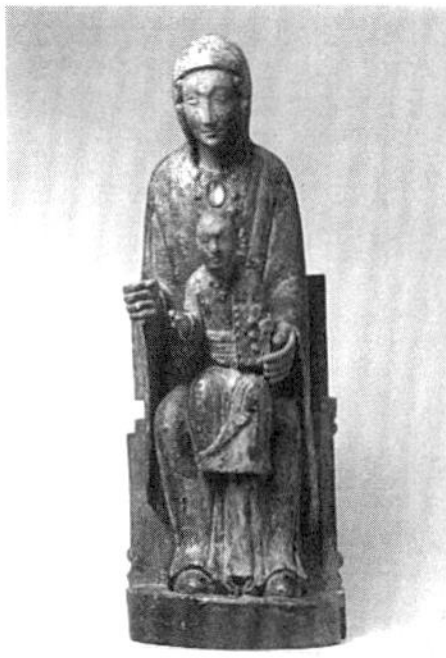

29

Thronende Madonna aus Koblenz (?),
Mitte 11. Jahrhundert (Frankfurt, Liebighaus)

Es ist frappierend, wie locker gerade im Fall der frühen Madonnenstatuen die angeblich so enge Verbindung zu den Reliquien war. Ilene Forsyth konnte nachweisen, daß – anders als bei den Heiligenstatuen – bei den meisten der frühen Madonnendarstellungen in den Quellen nichts über inkorporierte Reliquien gesagt wird. Von den 110 erhaltenen französischen Beispielen bis 1200, die Forsyth auflistet, enthalten 79 kein Reliquien-sepulcrum. Auch für unseren unmittelbaren Kontext bleibt der Befund ambivalent. Die Paderborner Imadmadonna (Abb. 14) besaß Reliquien (aber keine Marienreliquie),[148] bei der etwas früheren Madonna des Frankfurter Liebighauses (Abb. 29) und bei der Hildesheimer Gottesmutter (Abb. 8) erlaubt der Befund keine völlig eindeutigen Schlüsse.[149]

Ähnlich wie Forsyth argumentierte bereits Hausherr (1963). Nur sieben der 17 erhaltenen deutschen Kruzifixe des 10. und 11. Jahrhunderts enthielten eine Öffnung für Reliquien – häufig für Hostien. Gerade das Kölner Gerokreuz, das ursprünglich kein Reliquiendepot besaß,[150] zeigt, daß das Einfügen von Reliquien im Fall der frühen Marien- und Christusstatuen keine unumstößliche Bedingung war. Thietmar von Merseburg berichtet, daß Gero sich zur Einfügung des Hostiendepots im Hinterkopf erst entschloß, als sich ein Riß im Holz zeigte.

Auch im Fall der Goldenen Madonna bleibt das Problem letztlich unlösbar. Eingefügte Reliquien sind nicht bekannt. Der heutige Hohlraum im Innern der Plastik, der durch ein Gitter unter dem Sitz Marias zugänglich ist, erlaubt keine Rückschlüsse auf ein früheres Reliquiendepot (s. Seite 58). Paul Clemens Bericht, der den Zustand und die Restaurierung der Statue so minutiös beschreibt, gibt dazu keine Auskunft. Wenn ein Hohlraum vorhanden war, dann könnte er auch auf die konservatorisch wichtige und häufig

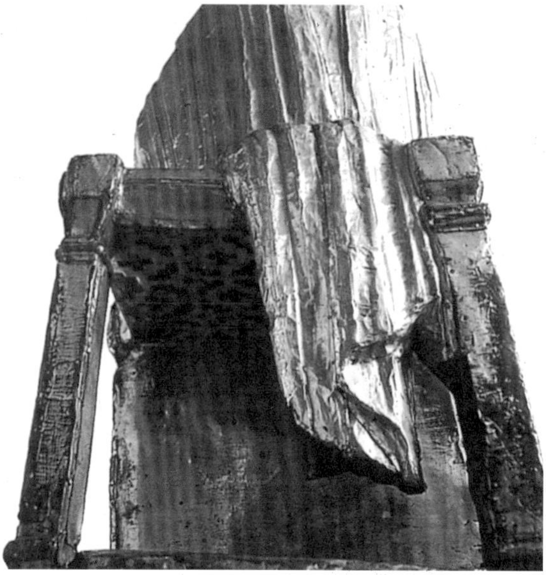

praktizierte Entfernung des Kernholzes durch den Bildhauer zurückgehen.[151] Waren Reliquien vorhanden, so könnten sie auch unter der Sitzplatte des Schemels untergebracht worden sein.[152] Träfe diese Vermutung zu, so spräche das allerdings für eine deutliche Trennung von Reliquie und Skulptur. Die Unabhängigkeit auch der frühesten Skulpturen von Reliquien ist bei ganz in Prozessionen eingebundenen Skulpturen wie etwa Palmeseln ohnehin offenkundig.[153]

Die Entstehung der christlichen Skulptur reicht kontinuierlich bis in die Spätantike zurück. Bereits die Untersuchungen der Hl. Fides von Conques (Abb. 15) haben ergeben, daß die Statue der thronenden Heiligen schon gegen Ende des 9. Jahrhunderts entstand und im 10. Jahrhundert wohl nur aufwendig erneuert wurde. Vor allem Christian Beutler konnte in einer Reihe von Arbeiten plausibel machen, daß die mittelalterliche Plastik in die Karolingerzeit zurückreicht. Beutlers Zuschreibungen bestätigen die schriftlichen Quellen, die schon sehr früh Sakralplastik erwähnen. In derselben Zeit, in der Papst Gregor III. den heidnischen Germanen den Gebrauch von Idolen in Gold, vergoldetem Silber und Stein vorhält, nämlich im 8. Jahrhundert, berichtet der ‚Liber Pontificalis' häufig über Skulpturen, darunter auch thronende Muttergottesstatuen.[154] Bereits um 725 ließ König Ine in Wessex goldene und silberne Plastiken des Salvators, der Apostel und Marias herstellen.[155] Hinkmar von Reims stellte eine Marienplastik hinter dem Altar auf.[156] Kellers Vermutung, daß es sich um massive, am Materialwert orientierte Weihegaben gehandelt habe,[157] weicht dem Problem eher aus. Schwerer wiegt die Frage, ob es sich bei den geschilderten Sakralplastiken nicht doch zumeist um Reliefs gehandelt haben könnte (wie etwa bei Tuotilos Arbeiten in Metz) oder doch zumindest um Skulpturen mit starker Bindung an die hinterfangende Wand, wie die Stuckfiguren von Cividale (Abb. 30) oder das Karlsbild in Müstair, von den Kruzifixen ganz zu schweigen.

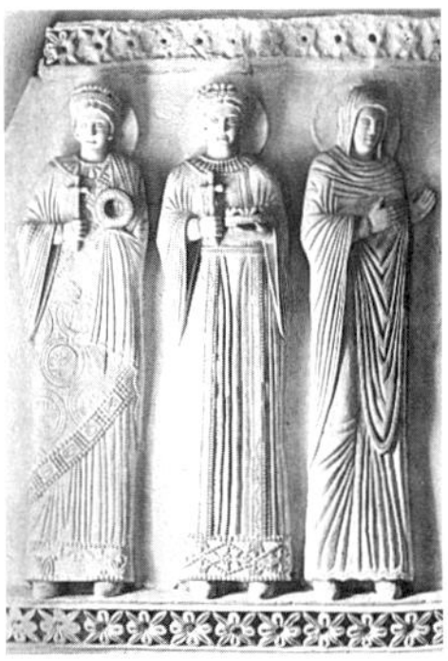

30

Weibliche Heilige,
um 800 (Cividale, S. Maria in Valle)

Kellers These hat vieles für sich. Tatsächlich bedeutete das 10. Jahrhundert eine entscheidende Wendezeit in der Geschichte der mittelalterlichen Plastik. Eine Untersuchung der ‚Entstehung' mittelalterlicher Skulptur kommt nicht daran vorbei, zwischen regionalen Sonderformen und programmatischen Sonderaufträgen auf der einen, Kultpraxis und theologischer Akzeptanz auf der anderen Seite zu differenzieren. Die *skulpturfreundlichen* Berichte Abt Roberts und Bernhards von Anger belegen eindeutig, daß es im kirchlichen Milieu der Zeit um 1000 starke Vorbehalte gegen die Skulptur gab. Sie dürften in karolingischer Zeit sogar noch stärker gewesen sein. Es ist auffällig, daß die mit Fragen der Bildtheologie befaßten Abschnitte der ‚Libri Carolini' (ca. 790) erst gar nicht die Skulptur erwähnen, sondern lediglich die gemalte Ikone gegen die byzantinische Bilderverehrung abgrenzen. Dennoch dürften plastische Werke im religiösen Zusammenhang Verwendung gefunden haben. Dafür spricht, daß noch bis zur achten Generalsynode (869) im Frankenreich Klagen über die Anbetung von Idolen und Abbildern zu finden sind.[158] Wenn Abt Robert im 10. Jahrhundert abschließend feststellt, daß die vollendete Madonnenstatue von Clermont-Ferrand eher durch die Hand der Engel als der Menschen entstanden zu sein scheine, dann greift er damit gängige Vorstellungen der vom Himmel gefallenen, also gottgefälligen Ikonen auf. Gerade in Frankreich deutet die Häufigkeit der *gefundenen* Madonnenbilder und -statuen zumindest auf ein bildtheologisches Problembewußtsein.[159]

Für Statuen scheint es wegen ihrer wirkungsvollen Körperlichkeit schwer gewesen zu sein, an der (neuplatonischen) Beschwichtigungsformel teilzuhaben, wonach das materielle Abbild ohnehin nur auf das geistige Urbild *verweise*.[160] Bernhard von Angers muß das geläufige Argument jedenfalls ausdrücklich zur Verteidigung der auvergnatischen Folklore bemühen. Wie konnte es dann aber zum massiven Auftreten einer abendländischen Skulptur nach 1000 kommen? Es hilft wenig, den zu dieser Zeit längst akzeptierten Status der Bilder mit dem Hinweis auf deren ‚Materialität' in die Entstehungsgeschichte der sakralen Vollplastik einzureihen. Das würde die beträchtlichen Unterschiede zwischen den Kunstgattungen allzusehr einebnen. Bernhard von Angers bezeichnet die Realitätsstufe der Malerei als ‚schattenhaft' (umbrosus). Damit hat eine aufgeklärte neuplatonische Bildtheologie um 1000 keine Probleme mehr.

Nochmals: Wie kommt es zum *gehäuften* Auftreten der Skulptur – mit und ohne Reliquien – seit etwa 1000? Die naheliegenden Vermutungen, daß sich anonyme geistesgeschichtliche Verhältnisse – der ‚Zeitgeist' – änderten, das Erfahrungsbedürfnis übermächtig wurde[161] oder sich ein unterdrücktes ‚Kunstwollen' Bahn brach,[162] bleiben spekulativ. Auch die These, daß die frühen Madonnen- und Christusdarstellungen an der wundertätigen Gegenwart der Reliquien teilhaben sollten und deshalb die eigentlich unterdrückte körperhafte Darstellung für sie durchgesetzt werden konnte,[163] läßt sich kaum belegen.

Sicher ist jedenfalls, daß kulturgeschichtliche Veränderungen dieses Ausmaßes nicht auf eine einzige Ursache, Kunst- und Kultgeschichte nicht ausschließlich auf Sozial- oder Ideengeschichte zurückgeführt werden können. Dennoch möchte ich die Aufmerksamkeit auf *ein* ideengeschichtliches Faktum lenken, das bislang in der Diskussion um die christliche Skulptur des Mittelalters unberücksichtigt geblieben ist. Es geht um Wandlungen in der Mariologie des 10. Jahrhunderts.[164] Diese Wandlungen könnten *verstärkend*, wie eine Initialzündung für die immer größere Akzeptanz der christlichen Vollskulptur gewirkt haben. Daß diese seit dem späteren 11. Jahrhundert eine bedeutende Entwicklung und Emanzipation als Bauskulptur erfuhr, ist unbestritten.[165] Die Frage nach dem Zusammenhang zwischen diesen Vorgängen und den folgenden Überlegungen bleibt aber einstweilen offen.

Im Gegensatz zu den Heiligenskulpturen[166] emanzipierten sich die Madonnenstatuen sehr rasch von der Bindung an die Reliquie. Die Essener Madonna zeigt, daß diese Bindung nicht einmal für die frühesten Beispiele gesichert ist. Vom Kruzifix einmal abgesehen, bei dem die ‚Wand'-Bindung durch das Kreuz einer vollplastischen Ausbildung unüberwindliche Hindernisse in den Weg stellte,[167] kann die Madonnenplastik geradezu als Prototyp einer christlichen Skulptur ohne Reliquienbindung bezeichnet werden. Wie kam es dazu?

Nicht nur von Christus, auch von Maria existierten keine (‚fleischlichen') Körperreliquien. Deshalb begnügte man sich neben Zähnen, Haaren oder, wie in Werden, Blut und Muttermilch mit Gewandteilen. Warum wurden aber gerade die berühmtesten Marienreliquien – etwa der Schleier in Chartres, die Schuhe in Le Puy, die Tunika in Aachen – *nicht* in die dortigen Statuen integriert, wohl aber Körperreliquien anderer Heiliger?[168] Warum gab es im Fall Marias nirgendwo ‚sprechende' Teilreliquiare in der Art des Andreasschreins zu Trier (Abb. 28)? Beissel meint lapidar: „Die Ehrfurcht verbot es."[169]

Vielleicht kann man darüber hinausgehen. Im Gegensatz zu den Heiligen besaßen Christus und Maria lange vor der Entstehung einer christlichen Skulptur visuelle Gegenwart in authentischer Gestalt. Gemeint sind – neben den durch physischen Abdruck entstandenen Ikonen: dem Schweißtuch der Veronika, dem Mandylion – die nach der Legende vom Evangelisten Lukas oder gar von Engeln gemalten wundertätigen Ikonen. Man glaubte, daß sie unmittelbar von *Augenzeugen* angefertigt wurden. Schon das war ein Privileg, das die Aufmerksamkeit der Betrachter auf die *Darstellungen*, auf die Gesichtszüge, den Ausdruck von Christus und Maria lenken mußte. Lukas und die Engel waren aber keine Bildhauer. Das Problem der plastischen Darstellung von Christus und Maria war durch einen Legendenhintergrund, der äußere *Ähnlichkeit* garantierte, nicht erledigt. Für die Skulptur waren zusätzliche Argumente ins Feld zu führen, beispielsweise die ‚Körperlichkeit' der erwähnten, zwischen Berührungsreliquie und Abbild angesiedelten Tuchikonen mit den Anlitz Christi.

Die Debatte über die christliche Skulptur wurde wohl, wie Christian Beutler (1991) vermutete, durch die plastische Darstellung des Gekreuzigten verstärkt. Vielen galt der

Kruzifixus als anstößig. Dagegen argumentierten ihre Befürworter mit den untrennbar verbundenen zwei Naturen Christi, der menschlich-sterblichen und der göttlichen. Gerade das Kruzifix zwang dazu, der Provokation, die von diesem Gedanken ausging, nicht einfach auszuweichen. Im sterbenden Menschen war zugleich der den Tod besiegende Gott dargestellt. Über Beutler hinausgehend muß man aber festhalten: Das Bild des Gekreuzigten stellt nicht *nur* – in der Art eines Memorialbildes – den vergangenen Moment ‚ganzer', unverwester, leidender Leiblichkeit dar.[170] Es ist auch nicht nur „das liturgische Bild der Eucharistie".[171] Es verweist zugleich auf die Erlösungstat durch den das *leere* Grab zurücklassenden Auferstandenen. Mit der Vorstellung der *leiblichen* Auferstehung Christi ist ein kaum zu widerlegendes Argument für eine Wiedergabe der *körperlichen* Gestalt Christi gegeben. Trotz aller theologischen Schwierigkeiten[172] bildete die Auferstehung des Herrn seit Paulus den Kern eschatologischer Hoffnungen. Im Anschluß an die Theologie der Kirchenväter war die mittelalterliche Debatte lange Zeit mit der Substanz des Auferstehungsleibes beschäftigt.[173] Schon um 500 wurde betont: Der Auferstehungsleib der Menschen am Ende der Tage wird mit dem Körper identisch sein, mit welchem die Seele im Erdenleben verbunden war.[174] Die gegenständliche Spekulation hielt sich zwar zumeist in Grenzen. Dennoch lag es nahe, bei der Substanz des Auferstehungsleibes an zwei Substanzen anzuschließen, die seit jeher als Brücke zwischen Materiellem und Geistigem dienten: das Licht und das Pneuma.

Trotz aller Unterscheidung zwischen körperlichem und geistigem Licht wäre beispielsweise Augustinus, der maßgebliche spätantike Theologe, nie auf die Idee einer radikalen Unterscheidung gekommen. Die annähernde oder vollkommene Zeitlosigkeit, mit der sich das Licht bewegt, und die mathematische Idealität des unausgedehnten, gewichtlosen, also ‚unräumlichen' Lichtstrahls waren wie geschaffen für die Vorstellung, daß sich im Licht sinnliche und geistige Eigenschaften überlagern.[175] Der Anschluß an die biblische Bildsprache war durch Joh 8, 12; 9, 5 (Christus als Licht der Welt) oder 12, 36 (die Menschen als Kinder des Lichts) hergestellt. Vor Damaskus erschien Paulus der Auferstandene im Licht. Die Reliquien der Heiligen konnten daran erkannt werden, daß sie Wunder wirkten und ein ihnen eigentümliches Licht ausstrahlten.[176]

Aber auch ein besonderer *Duft* wurde ihnen nachgesagt.[177] Paulus bezeichnet den Auferstehungsleib Christi und der Menschen als pneumatisch, ‚spirituell' (vgl. 1 Kor 15, 42–45; 2 Kor 5, 2). Wenn Gregor der Große feststellt, daß Christus im Gegensatz zu Elias nicht nur in den ‚Himmel der Luft' (caelum aereum), sondern in denjenigen des ‚Äthers' (caelum aethereum) aufgefahren sei, dann wird damit auf einen Bereich angespielt, der traditionell mit dem ‚luftartigen', halbgeistigen ‚Pneuma' bzw. der ‚Quintessenz' gleichgesetzt wurde.[178] Auch hier ist die nachpaulinische Theologie zwar um Abgrenzung zur Körperwelt bemüht; dennoch bildet das Pneuma – wie das Licht – eine Brückensubstanz zwischen Materie und Geist. Eine christliche Anthropologie, die die untrennbare Verbindung von materiellem Körper und Geist des Menschen betonte, konnte auf solche Mittler-Substanzen nicht verzichten.[179]

Was hat das aber mit der Goldenen Madonna zu tun? Gerade in der Mariologie des 10. Jahrhunderts läßt sich beobachten, wie eine eng mit der Auferstehung Christi verbundene, aber bislang theologisch kaum diskutierte Frage virulent wurde. Es handelt sich um das sogenannte Assumptionsproblem. Es kann hier nur mit wenigen Strichen skizziert werden. Ausgangspunkt ist die bereits in der spätantiken Theologie entwickelte Lehre von der persönlichen Sündenfreiheit Marias (Unbefleckte Empfängnis), die eine nicht von der Erbsünde betroffene Leiblichkeit einschließt. In Verbindung damit gewann die Tatsache große Bedeutung, daß das erst im 7. Jahrhundert gefundene Mariengrab leer war und in der ganzen Christenheit zu keiner Zeit Körperreliquien Marias existierten.[180] In den vorkarolingischen liturgischen Quellen taucht deshalb der Gedanke auf, daß Maria, die den Schöpfer des Lebens gebar, nach dem Tod frei von Verwesung blieb. Das wird in der Kollekte ‚Veneranda' betont, die seit Papst Sergius (687–701) am Todestag Marias (15. August) gefeiert wurde: Die Gottesmutter blieb von den Fesseln des Todes frei.[181] Im ‚Missale Gothicum' der gallikanischen Kirche (um 700) wird am 15. August für die Toten gebetet, daß sie dorthin gelangen, „wohin der Leib der seligen Jungfrau hinübergetragen ward aus dem Grabe". Schon Gregor von Tours (gest. 594) vertrat ähnliche Anschauungen.[182]

Besonders deutlich wurden diese Stimmen in der Ostkirche. Seit dem 6. Jahrhundert verschaffen sich hier die Vertreter der leiblichen Himmelfahrt Mariä Gehör. Leo Scheffczyk wies nach, daß die karolingische Theologie im Westen als Unterbrechung dieser Entwicklung anzusehen ist. Vorherrschend war eine Haltung, die zum Problem des Marientodes nicht Stellung nehmen wollte. Großen Einfluß übte etwa der Traktat ‚Cogitis me' aus, der als Schrift des Hieronymus ausgegeben wurde. Vermutlich war sein Verfasser Paschasius Radbertus. Der Autor ließ das Problem ausdrücklich offen und wandte sich gegen die Vielen (multi Latinorum), die an die leibliche Auferstehung glaubten.[183] In einer Zeit, in der innerhalb der Kultpraxis aber schon die langsame Verweslichkeit der Heiligen,[184] ja – z.B. bei Paulus Diakonus (8. Jahrhundert) – ihre vereinzelte (‚spirituelle' oder leibliche?) Himmelfahrt[185] nicht bestritten wurde und Papst Paschalis I. (817–24) vermutlich einen Altarvorsatz für die römische Marienhauptkirche S. Maria Maggiore stiftete, auf dem die leibliche Himmelfahrt Marias dargestellt war, blieben auch theologische Stimmen nicht aus, die die leibliche Auferstehung Marias vertraten (etwa Hinkmar von Reims). Diese Stimmen wurden nach 900 wieder stärker. Notker der Stammler sprach von einer leiblichen Himmelfahrt der verehrten Gottesmutter Maria (specialis assumptio corporis venerandae genetricis Dei Mariae).[186] Atto von Vercelli (ca. 885–ca. 960) hielt die leibliche Himmelfahrt Marias deshalb für wahrscheinlich, weil Christus der Mutter im Vorgriff nicht das verwehren wollte, was er allen Heiligen am Jüngsten Tag gewähren werde.[187] Ihren Höhepunkt erreichte die gleichsam tastend und vorsichtig über die Jahrhunderte geführte Debatte mit dem Traktat ‚De assumptione Beatae Mariae Virginis', der als Augustinus-Text ausgegeben wurde, aber von einem Anonymus vermutlich im 11. Jahrhundert verfaßt wurde.[188] Das zentrale Argument lautet: Christus hat das ihm von der Mutter verliehene Fleisch mit in den Himmel genommen; da rückwirkend auch Maria ‚Fleisch vom Fleische' (des Herrn) ist, sei auch ihr die Gnade der leiblichen Himmelfahrt zuteil geworden.[189]

Das Hauptargument des Pseudo-Augustinus ist aber byzantinischen Ursprungs und wurde im Westen vor dem 10. Jahrhundert – abgesehen von flüchtigen Reflexen etwa bei Hinkmar von Reims – nirgendwo eingehender erörtert.[190] Ausführlicher dargestellt findet es sich erstmals in einer Sammlung von 14 aus dem Griechischen übertragenen Mariengebeten, die auf der Reichenau im 10. Jahrhundert aus älteren byzantinischen Quellen (u.a. Andreas von Kreta, Cosmas Vestitor, Johannes von Damaskus) zusammengetragen wurden (Karlsruhe, MS Aug. LXXX).[191] Das Interesse des Übersetzers an der Himmelfahrt Mariä zeigt sich schon daran, daß zehn der 14 Gebete dieser Frage gewidmet sind. In der Übersetzung des zweiten Mariengebets des Cosmas Vestitor taucht bereits das eben erwähnte Hauptargument des pseudo-augustinischen Traktats auf.[192]

Die Mönche der Reichenau sind vermutlich die wichtigsten Vermittler einer byzantinischen Auferstehungs-Mariologie, die im Byzanz des 10. Jahrhunderts bereits altertümlich wirkte,[193] im Westen aber bald weit ausgriff. Sie gewann etwa Fulbert von Chartres zu ihrem Anwalt[194] und inspirierte die pseudo-augustinische Schrift, die die eigentliche theologische Auseinandersetzung auslöste. Wie sehr sich hier die Gewichte verlagerten, zeigt schon die Umbenennung des ursprünglich ‚Dormitio' (Entschlafung) genannten Festtages in ‚Assumptio' (Aufnahme) im Laufe des 10. Jahrhunderts.[195] Um 1050 ist der allgemeine Glaube an die leibliche Aufnahme Marias in den Himmel dokumentiert.[196]

Von der Reichenau stammt schon die älteste bekannte, bereits im 9. Jahrhundert angefertigte Übersetzung einer byzantinischen Legende, bei der explizit die leibliche Aufnahme Marias am dritten Tage und die Wiederverbindung mit der im Paradies

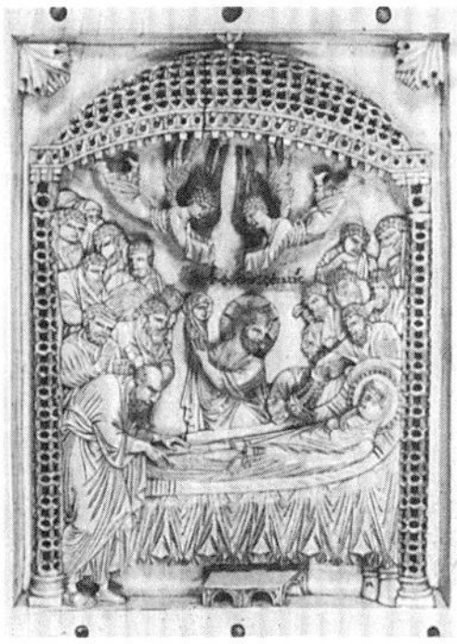

31

Heimgang Mariä,
Buchdeckel des Evangeliars Ottos III., aus Byzanz,
10. Jahrhundert (München, Bayer. Staatsbibl. Clm 4453)

wartenden Seele geschildert wird.[197] Die Reichenauer Buchmalerei des späteren 10. Jahrhunderts stellte den Marientod so häufig dar, daß Henry Mayr-Harting gar von einem ‚Monopol' sprach.[198] Er vermutet einen engen Zusammenhang mit der Marienfrömmigkeit Ottos III. Dafür spricht in der Tat manches. Obwohl sich in einem Evangeliar eigentlich gar keine Gelegenheit bot, den Heimgang Marias darzustellen, wurde für das Exemplar Ottos III. (München, Bayer. Staatsbibliothek Clm 4453) dennoch eine byzantinische Elfenbeinplatte des 10. Jahrhunderts als Deckel verwendet, die den Marientod zeigt (Abb. 31).[199] Die Reichenauer Miniaturisten orientierten sich zwar meist am traditionellen Typus der von Christus am Totenbett in Empfang genommenen Seele Marias. Dennoch verrät die Häufigkeit der Darstellung in Verbindung mit der Übersetzungstätigkeit der Mönche eine deutliche Interessenlage. Ein Reichenauer Manuskript des Jahres 1001 (Bamberg, Staatsbibl., MS Lit. 5), das vermutlich ebenfalls für Otto III. entstand, zeigt dann erstmals die himmelfahrende Maria nicht als Orantin im Kreis, sondern mit zum Segensgruß erhobener rechter Hand (fol. 121v). Tod (dormitio) und Verherrlichung (gloria) verbinden sich (Abb. 32).[200]

Der verstärkte Einfluß griechischer Mariologie gegen Ende des 10. Jahrhunderts ist nicht verwunderlich. Theologische Übernahmen aus dem Reich, das um 1000 – ähnlich wie das Westreich der Sachsenkaiser – einen Höhepunkt politischer und kultureller Entfaltung erreichte (‚makedonische Renaissance'),[201] sind auch sonst zu beobachten. A. Bayer kommt zu dem Schluß, „daß in dem behandelten Zeitraum die Lateiner die Griechen religiös ohne Bedenken akzeptierten".[202] Die Bedeutung des Griechischen ist an zahllosen neuen Wortbildungen ablesbar.[203] Wie kam es zum auffälligen griechischen Einfluß um 1000? Man kann nicht umhin, der Heirat zwischen Otto II. und der byzantinischen Prinzessin Theophanu (972) eine verstärkende Rolle zuzusprechen. Durch Theophanu, von den Biographen teils wegen ihrer Klugheit bewundert, teils

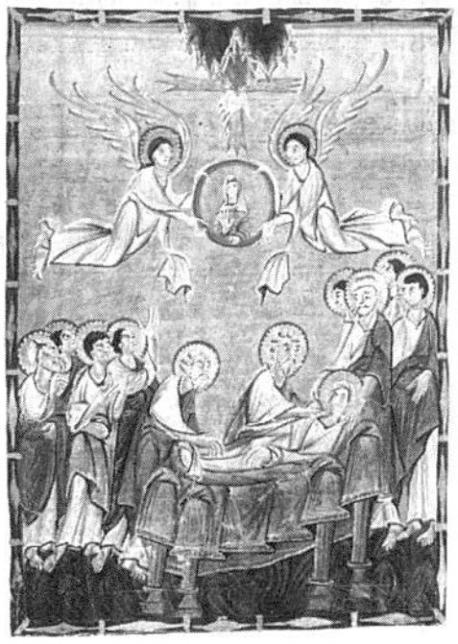

32

Heimgang Mariä, Reichenau,
1001 (Bamberg, Staatsbibliothek MS Lit. 5, fol. 121v)

wegen ihres großen Einflusses auf Otto II. getadelt,[204] wurde beispielsweise die Nikolausverehrung im Westen heimisch.[205] Den frühesten Einfluß auf die Bildung ihres Sohnes Otto III. besaß ein enger Vertrauter Theophanus, der Grieche Johannes Philagathos, der spätere Erzbischof von Piacenza.[206] Egbert von Trier bezeichnete gar Otto III. – gewiß nicht schmeichelhaft – als ‚Griechen'‚[207] wegen des frühen Todes des Kaisers kam es nicht zur geplanten Hochzeit mit einer griechischen Prinzessin.[208] Die mönchischen Reformbewegungen des 10. und 11. Jahrhunderts orientierten sich deutlich am asketischen Mönchtum der Ostkirche; häufig lebten, gerade in Italien, Griechen in den Klöstern. Im Jahr 972 trafen Otto II. und Theophanu in Rom vermutlich mit dem griechischen Mönch Gregorios zusammen, der daraufhin die Reichsabtei der Hll. Apollinaris und Nicolaus in Burtscheid gründete, die erst im 13. Jahrhundert durch die Zisterzienser endgültig latinisiert wurde. Bei Hrotsvitha von Gandersheim (um 935–nach 973) zeigt sich der griechische Einfluß in der Auswahl ihrer Heiligenlegenden: u.a. ‚Basilius', ‚Theophilus' und ‚Dionysius'. Besonders deutlich wird der griechische Einfluß in der ottonischen Kölner Buchmalerei, etwa im Hitda-Codex.[209]

In der Himmelfahrts-Mariologie war die Reichenau mit ihrer Übersetzertätigkeit eine wichtige Brücke zwischen Ost und West. Die personellen Konstellationen um 1000 belegen darüber hinaus eine enge Verbindung zwischen der Reichenau und dem kaiserlichen Hof. Abt Alawich von Reichenau war höchstwahrscheinlich 998 zusammen mit Otto III. in Rom. Im Jahr 1000 wurde er von Otto zum Bischof von Straßburg ernannt. Mayr-Harting vermutet, daß die beiden am 15. August des Jahres an der Himmelfahrtsprozession auf der Reichenau teilnahmen, bei der übrigens auch – wie in Rom – eine Christusikone mitgetragen wurde.[210] Der 15. August war der Festtag des Reichenauer Marienpatroziniums; schon 972 nahmen deshalb vermutlich Otto I., Otto II. und Theophanu an der Prozession teil.[211]

Damit wäre der Fokus wieder auf die Zeit um 1000 gerichtet. Einer der möglichen Wege, durch die die byzantinische Lehre von der leiblichen Himmelfahrt Marias verstärkte theologische Bemühungen im Westen auslöste, führte über die Reichenau, Theophanu und Otto III. Und das hochadlige Damenstift in Essen? Die engen verwandtschaftlichen Bindungen zum graecophilen Kaiserhaus werden auch durch den byzantinischen Einfluß auf einige um und nach 1000 entstandene Essener Kunstwerke dokumentiert.[212] Die Himmelfahrtsprozession zu Mariä Heimgang am 15. August, die der spätere ‚Liber ordinarius' beschreibt, kann zwar mit dem spektakulären Ritus zu Lichtmeß nicht wetteifern. Sie bewegte sich, wie bereits erwähnt, lediglich über den Kirchhof des Stifts. Dennoch darf man auch in Essen von einer überragenden, gleichwohl zurückhaltend inszenierten Bedeutung des Festtages ausgehen. Der Gründer des späteren Reichsstifts, der Heilige Altfrid von Hildesheim, wurde nach seinem Tod (874) in seiner Essener Gründung beigesetzt. Sein Gedenktag gehörte zu den herausragenden Ereignissen des Essener Kirchenjahres. Altfrid weihte seine Stiftung nicht nur der Gottesmutter, er starb auch an ihrem Sterbe- und Glorientag, dem 15. August. Das ließ auf eine außergewöhnliche Nähe zur Auferstandenen schließen.[213]

Einige Folgerungen liegen von hier aus nahe – in aller gebotenen Vorsicht. Ausgangspunkt ist das Problem einer christlichen Skulptur um 1000. Die Darstellung Marias in ihrem körperhaften Sein ist wegen ihrer leiblichen Himmelfahrt gerechtfertigt. Man braucht den Motiven, die ‚hinter' dem Auferstehungsglauben stehen, an dieser Stelle nicht weiter nachzugehen. Fest steht, daß sich hier ein ‚Verleiblichungswille' grundlegender Art zeigt, eine zumindest seit Augustinus kaum bestrittene Vorstellung menschlicher ‚Ganzheit', die Seele *und* Leib umfaßt. Mit ihrem Auferstehungsglauben zogen die Christen schon im 2. Jahrhundert das Spottwort vom *philosomaton genos*, vom ‚in den Leib verliebten Geschlecht' auf sich (Celsus).[214] Die thronende Maria ist kein ‚sprechendes Reliquiar', das einen konservierten Körperteil figural ergänzt. Sie ist aber auch kein Memorialbild, das an einen inzwischen längst zerfallenen Körper in seiner ursprünglichen Gestalt erinnert. Ihre plastische Darstellung besitzt unmittelbar *nachahmende* Funktionen, weil sie eine Person zeigt, deren Leiblichkeit *gegenwärtig* (im Himmel) existiert.[215] Reliquien wären vor diesem mariologischen Hintergrund bloße Zusätze. Nochmals sei aber betont: Der Einfluß byzantinischer Mariologie war gänzlich ungeeignet, um vollplastische Madonnenskulpturen ohne Reliquienbindung *automatisch* hervorzubringen. Theologische und philosophische Ideen lassen sich künstlerisch meist sehr vielfältig auslegen. Das zeigt sich schon daran, daß es in den Ursprungsgebieten dieser Überlegungen eben nicht zu einem Aufschwung der Marienskulptur kam. Der mariologische Zusammenhang trug aber vermutlich im Westen dazu bei, abseits öffentlicher Debatten ein Klima herzustellen, in dem Madonnenskulpturen ihren berechtigten Platz einnehmen konnten.

Wie das körperhafte Sein der Himmelskönigin beschaffen sein soll, dieses Problem war damit noch nicht gelöst. Man wird aber nicht fehlgehen, wenn man die Goldenen Madonnen in Essen oder auch in Hildesheim als Versuch deutet, mittels der goldenen Oberfläche Maria als die goldene Wolke, die Erleuchterin (illuminatrix), den Meerstern (stella maris), als ‚weißeste Wolle' (lana candidissima) zu veranschaulichen und damit eine paradoxe, lichtförmige Leiblichkeit zu schaffen, die in Mariologie und Mariendichtung der Zeit häufig beschrieben wurde.[216] Die Essener Madonna steht wohl auch deshalb am Beginn einer Neubewertung der Leiblichkeit, weil unter den frühesten erhaltenen Madonnenskulpturen wahrscheinlich nur sie vollständig, auch an Gesichtern und Händen, vergoldet war. Das verbindet sie einerseits mit den reliquienbestückten

Heiligenstatuen und ihrer zwischen materiellem und spirituellem ‚Wert' schillernden Verwendung des Goldes. Zugleich veranschaulicht das goldene ‚Fleisch' eine ‚höhere', lichthafte Leiblichkeit, die vor dem Hintergrund der mariologischen Debatte der Zeit ihren Sinn erhält.[217]

Die Nachahmung einer rätselhaften, *gegenwärtigen* Leiblichkeit (im Himmel) löste zugleich bestimmte künstlerische, ‚ästhetische' Maßnahmen aus, denn die ‚Lebendigkeit' des Kultbilds war nicht mehr grundsätzlich durch die Anwesenheit wundertätiger Objekte, der Reliquien, garantiert. Der in kirchlichen Kreisen verbreitete Verdacht der Bildmagie konnte durch die offene Inszenierung emotionaler Wirkungen entkräftet werden.[218] Mit anderen Worten: Die gelehrten Betrachter sollten sehen, *warum* ein von Menschen gemachtes Kultbild emotionale Wirkungen auslöste, lebendig schien – ohne daß damit das direkte, wundertätige Eingreifen der dargestellten Person ausgeschlossen werden sollte. Bernhard von Angers ist auch in diesem Fall der Kronzeuge. In seinem Fulbert von Chartres, dem Vertreter der leiblichen Himmelfahrt Marias, gewidmeten Reisebericht, schildert er nicht nur den starken Eindruck, den die im Sonnenlicht gleißende Statue der Hl. Fides beim Zug über die Felder machte. Er beschreibt auch, wie die gleichfalls goldene Statue des Hl. Gerald von Aurillac äußerst lebensvoll aussah, so „daß es den meisten Bauern erscheine, als würde sie die sie Anblickenden mit einem durchdringenden Blick sehen und mit scharfblickenden Augen sich den Wünschen der Bittenden irgendwann günstig zeigen".[219] In der Formulierung, daß eine Statue so erscheine, *als ob* sie lebendig sei und handeln könne, zeigt sich ein Übergang zwischen Bildmagie und ‚Kunst', ohne daß damit aber das ‚Wunderbare', Unbegreifliche der Bildwerke aus dem Blick geraten wäre.

Es wurde bereits mehrfach betont: Der Blick der Goldenen Madonna wirkt gerichtet, ist aber verblüffend beweglich (s. Seite 10–24). Den Eindruck eines gerichteten Blicks zu erzeugen, kann als eines der grundlegenden Probleme bezeichnet werden, denen sich die ottonische Buchmalerei stellte und die sie auch löste. Man könnte zahlreiche Beispiele vor allem der Reichenauer, aber auch der Kölner Buchmalerei anführen, in denen eine eindeutig lineare Beziehung zwischen den Augen eines handelnden, segnenden, wunderwirkenden ‚Senders' (Christus, Engel), seinen ausgestreckten, erhobenen Fingerspitzen und den Augen des ‚Empfängers' besteht (Abb. 33).[220] Das beweist nicht nur, daß den Malern das Problem bewußt war, sondern auch, daß sie eine klare Beziehung zwischen dem Blick und dem Bewirken von Wundern sahen. Einmal mehr wird an solchen Parallelen die enge Verbindung zwischen der Goldenen Madonna und ottonischer Buchmalerei deutlich.

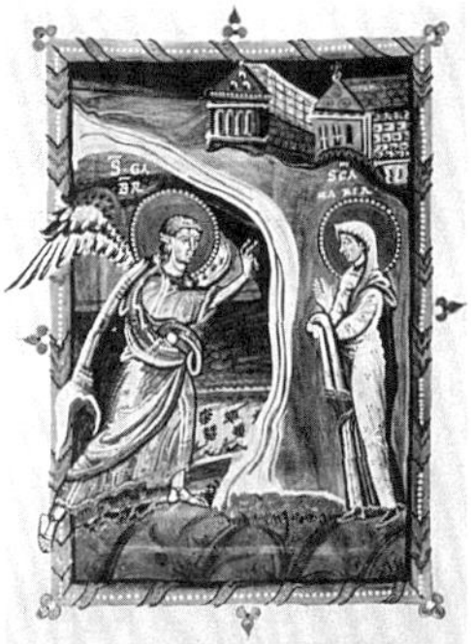

33

Verkündigung Mariä, Hitda-Codex,
Anfang 11. Jahrhundert (Darmstadt, Landes- und Hochschulbibliothek MS 1640, fol. 20r)

Die Reliquienstatue des Hl. Gerald und die Essener Madonna stehen durch ihre betonte Blickwirkung in einer Bildtradition, in der das ‚Leben' der Götterdarstellungen eng mit ihrem Blick verbunden ist. Der Blick war das Gefährlichste an den vorarchaischen griechischen Idolen.[221] Erst ganz zum Schluß, während der Weihe, öffnete der babylonische, ägyptische und buddhistische Bildhauer in einem besonderen Ritus die Augen der Kultstatue und wandte dabei häufig den eigenen Blick ab.[222] In der griechischen Tradition wurde Daidolos als Bildhauer gerühmt, dessen *Kunst* die Statuen u.a. dadurch lebendig machte, daß er ihnen die Augen öffnete.[223]

Dieser Bedeutung des Sehens erschließt sich in der Gegenwart nicht mehr unbedingt, weil wir – im Anschluß an die arabische Tradition des Mittelalters bzw. an Johannes Kepler – im optischen Prozeß vorwiegend die passive Aufnahme ‚einstrahlenden' Lichts sehen.[224] Im 10. Jahrhundert war das noch anders. Maßgeblich war das platonische Verständnis des Sehens als eines aktiven, durch Seh-‚Kraft' und Licht gebildeten Vorgangs. In der neuplatonisch-galenischen Tradition kam es zur Vorstellung, daß die Augen feinstoffliche Sehkraft aussenden, die das Objekt ‚berührt'. Im Kommentar zu den ‚Himmelshierarchien' des Pseudo-Dionysius betont Johannes Scotus Eriugena im 9. Jahrhundert, daß Gott das Sein, das Licht und das Sehen sei.[225] Sehen versteht auch Eriugena als Aussenden von ‚Kräften' (virtutes).[226] Entscheidend ist seine Behauptung, daß die virtus unserer Augen die virtus unseres Geistes (mens) sichtbar macht. Im Sehen strahlt ein ‚Inneres' aus.[227]

Die Nachahmung der himmlischen Leiblichkeit Marias mittels Skulptur wird durch deren Blick mit verstärkter Wirksamkeit ausgestattet. Im Blick der Goldenen Madonna wird ‚Lebendigkeit' sichtbar. Niemand kann sich seiner erstaunlichen Kraft entziehen. Dieses Kultbild hat die geliehene Wirkkraft verborgener Reliquien nicht nötig. Die

Plastik demonstriert die Durchlässigkeit der Grenzen zwischen ‚totem Material' und ‚Anwesenheit eines Lebendigen'. Es kennzeichnet die Zurückhaltung der an der Verfertigung der Skulptur Beteiligten, daß der Blick Marias (von demjenigen des Kindes zu schweigen) nicht direkt auf den Betrachter gerichtet wird, sondern in eine bewegungs- und spannungsvolle Binnenbeziehung eingebunden bleibt, die zwischen Mutter, Kind und Herrschaftszeichen besteht.

Anmerkungen

Für kritische Einwände und zahllose Anregungen danke ich vor allem Lilo Ernst, Dr. Herbert Fendrich, Roland Halfen, Prälat Alfred Pothmann, Dr. Georg Satzinger, Dr. Gerhard Wolf, Prof. Johannes Zahlten und den Herausgebern, ferner Dr. Angela Martini, Prof. Klaus Schwager und, vom Verlag edition tertium, Dr. Ernst Wolfgang Huber.

1 Dokumente zur Gründung des Essener Bistums finden sich in: WISPLINGHOFF 1967; POTHMANN 1974, 196ff. – Zur Goldenen Madonna und zum Münsterschatz vgl. v.a.: CLEMEN 1893; HUMANN 1904; MESSERER 1950; KÖHN 1953; SCHNITZLER o.J. (1957); ELBERN 1959; KÜPPERS / MIKAT 1966; POTHMANN 1978 und 1988.

2 Vgl. POTHMANN 1974, S. 234f.; ferner ders. 1978, S. 120 (Hervh. F. F.).

3 Der Leser möge die Übernahme aus der berühmten Untersuchung Ernst H. Kantorowicz' (KANTOROWICZ 1994)verzeihen. Wer diese kennt, wird bemerken, daß es sich nicht um eine wohlfeile Aneignung handelt. Sie besitzt ihr Fundament in der Sache. Allerdings mit einer bezeichnenden Abweichung: Der Körper Marias, um den es hier geht, ist stets ein einziger.

4 Ich folge David Freedbergs These: „(...) the fact that it never seems possible to make hypothetical claims of ‚aesthetic indifference', even in the case of amulets and talismans (...)" (FREEDBERG 1989, S. 307).

5 SCHRADE 1957 spricht von einem „freien Regungswillen" Marias (S. 61). Auch v. EINEM 1948, S. 134 betont die Beweglichkeit der Gruppe. Das Sitzen Marias und der Thronschemel bedingen einander. FORSYTH 1972, S. 118 nimmt wegen ihrer ikonographischen These (die frühen Madonnenskulpturen als ‚Sedes sapientiae') an, daß die Madonna ursprünglich auf einem prächtigeren Thron mit Lehne und Seitenwangen saß. Dagegen spricht schon der Thronschemel der Madonna auf dem Buchdeckel des Essener Evangeliars der Äbtissin Theophanu, 2. Viertel 11. Jahrhundert (Schatzkammer), der den Thron der Goldenen Madonna zitiert. Vgl. auch die verwandten Thronschemel im Kölner Hitda-Codex (Darmstadt, Landes- und Hochschulbibliothek MS 1640).

6 Die Gewanddifferenzierung ist hier ähnlich ‚verschliffen' wie z.B. bei der Paderborner Imadmadonna, bei den Reliefs der Holztüren von St. Maria im Kapitol, Köln (beispielsweise am Engel des leeren Grabs; ca. 1050) oder bei den Sibyllen des Liudgergrabs von St. Liudger, Werden (Mitte 11. Jahrhundert); vgl. dazu WESENBERG 1972, S. 27-47 und S. 54-58.

7 Auch hier ‚verschleift' das Gewand die Differenzierung zwischen Umhang und aufgestecktem, locker bis zum Hals fallendem Kopfschleier der byzantinischen Prototypen (vgl. als pars pro toto die Elfenbeinmadonna in London, British Museum, 6. Jahrhundert).

8 Vgl. etwa MESSERER 1950, die von „unplastischer Art" (S. 12) und vom „Eindruck des Unkörperlichen" (S. 13) spricht, um zugleich das Volumen der Figuren, den „starke[n] Eindruck von Räumlichkeit" (S. 14), das „Ausgebuchtete" (S. 94) zu betonen. Die angebliche Levitationswirkung, die die Autorin an die ‚stehende Form' eines Springbrunnens erinnert (S. 16), vermag ich nicht zu sehen.

9 Vgl. zur Abhängigkeit der Beschreibung von der jeweiligen historischen Perspektive (‚lebhaft' contra ‚starr' usw.) HAMANN 1930.

10 PANOFSKY 1924, Bd. 1, S. 12.

11 Ebd. S. 20.

12 Ebd. S. 21. Zur ‚Organik' der Madonna vgl. auch FORSYTH 1972, S. 113 (mit Hinweis auf den Lindauer Buchdeckel der Pierpont Morgan Library, den Deckel des Münchner Codex Aureus (Bayer. Staatsbibliothek, Clm 14000) und das Arnulfziborium – alles karolingische Werke).

13 Vgl. PANOFSKY 1924, Bd. 1, S. 65f.

14 Die Metallverkleidung verliert im 11. Jahrhundert rasch an Bedeutung. Schon bei der Hildesheimer Madonna blieben Gesichter und Hände ohne Goldblechüberzug; ebenso bei der Paderborner Imadmadonna, die überhaupt erst nachträglich eine – später wieder entfernte – Goldverkleidung erhielt (vgl. CLAUSSEN/ ENDEMANN 1970). Die Madonna des Frankfurter Liebighauses (vermutlich aus Koblenz oder Trier, Mitte 11. Jahrhundert) war wohl nur am Mantel goldfarbig gefaßt; vgl. dazu BÜCHSEL 1993, S. 64f. Anm. 9.

15 JANTZEN 1947 betont bei seiner Beschreibung der Madonna „das Unsichtbare [!], Ungreifbare, nicht zu Umgrenzende" und meint, daß „die in Gold gehüllte Gestalt des Essener Münsterschatzes (...) ihrer künstlerischen Wirkung nach kein körperhaftes Gebilde (ist)" (S. 133).

16 Vgl. zur plastischen Wirkung glänzender Oberflächen auch die Charakterisierung von BOEHM 1977, S. 36f.

17 Vgl. CLEMEN 1906.

18 Primär war also die Holzskulptur, sekundär die Vergoldung. Die Schnitzarbeit der Goldenen Madonna dürfte sich näher an der äußerst differenzierten Paderborner Imadmadonna als am primitiven Holzstrunk etwa der Hl. Fides von Conques, Ende 9. Jahrhundert, befunden haben (dazu TARALON 1965).

19 Außerdem wurde an der Brust Marias im 13. Jahrhundert eine Adleragraffe als Fürspan und im 13. oder 14. Jahrhundert ein kleines Vierpaßmedaillon angebracht.

20 Vgl. HUMANN 1904, S. 251f. Die Skulptur verdiente dringend eine gründliche restauratorische Untersuchung. Einige thematische Problemkomplexe können nur dadurch definitiv beantwortet werden, etwa die Frage nach der ursprünglichen Gestalt und dem Schmuck des Thrones (Reliquiendepot?), der Geste Jesu, der Verbindung zwischen Krone und Haupt Marias, der Richtung ihres Blicks usw.

21 Das Emailbild unter dem Corpus zeigt, als Stifter, Mathilde (seit 973 Äbtissin) und ihren Bruder, Herzog Otto von Schwaben und Bayern (gestorben 982). Vgl. dazu MESSERER 1950, S. 37–42.

22 Vgl. WESENBERG 1972, S. 16–18 (die sich den Schultern anschmiegenden Haarsträhnen, die weichen Brüste, der vorgewölbte Bauch, das Lendentuch resp. Zingulum); ferner ELBERN 1962/64, S. 1034f. – Eine etwas spätere Datierung des Gerokreuzes (letztes Jahrzehnt des 10. Jahrhunderts) vertrat BINDING 1982. – Man vergleiche das Otto-Mathilden-Kreuz auch mit der entsprechenden Darstellung im ca. 1000–1020 entstandenen Kölner Evangeliar in Gießen (Universitätsbibliothek, Cod. 660) oder im Hitda-Codex.

23 Vgl. etwa das karolingische Ada-Evangeliar (Trier, Stadtbibliothek MS 22), das Johannesbild im Codex Aureus von Lorsch (Aachen, Hofschule Karls d. Gr., um 815; jetzt Vatikan, Pal. Lat. 50) und den Elfenbeindeckel des Codex (dort auch Marias linkes Bein leicht erhöht); ferner das Titelbild zu den Vorreden des Hl. Hieronymus in der Viviansbibel (Tours 845/6; jetzt Paris, Bibl. Nat. lat 1) – allerdings jeweils mit abgespreizten Füßen.

24 Auf dem abgebildeten Widmungsbild mit Petrus und Paulus (Köln, Dombibliothek Col. Metr. 143) ist bei Petrus das das Buch stützende linke Bein etwas erhöht. Vgl. ferner die Majestasdarstellungen des Hitda-Codex und des Stuttgarter Gundold-Evangeliars (Württ. Landesbibliothek Bibl. 4° 2), das Hieronymusbild des Evangeliars aus St. Maria ad Gradus, die Majestas Domini vor dem Johannesprolog des Bamberger Domevangeliars (alle aus Köln). Ein knapper Hinweis auf die Verbindung zum Everger-Lektionar schon bei FORSYTH 1972, S. 117. Zur ottonischen Kölner Malerschule: BLOCH/ SCHNITZLER 1967; zum Everger-Lektionar zuletzt KOTTJE 1991.

25 Vgl. ebd. – Zum (zweiten) Westwerk von St. Pantaleon: UNTERMANN 1977; BINDING 1991.

26 Vgl. WESENBERG 1972, S. 21–23. Dort auch zur Verwandtschaft der Köpfe mit dem Gero-Kruzifixus.

27 Man könnte so weit gehen, auch die Zyfflicher Atlantenkapitelle, die ursprünglich in der Vorhalle von St. Pantaleon eingesetzt waren, für das Umfeld der Madonna zu reklamieren: auch hier der rundliche Gesichtstypus mit wulstigen Augen (die Pupillen teilweise gebohrt) und die Eigenart, daß sich die Figuren jeweils paarig einander zuwenden. Zu den Zyfflicher Kapitellen vgl. ebd. S. 22.

28 Zur kulturellen Stellung Kölns vgl. VERSCHAREN 1991.

29 Es wäre spekulativ, den Goldschmied als einen der Griechen zu identifizieren, die im Zuge einer, seit der Ankunft Theophanus verstärkten Graecophilie nach Westen kamen und neben der Reichenau das geistige Leben Kölns bereicherten (siehe dazu unten). Lafontaine-Dosogne betonte jedenfalls, daß die beim Otto-Mathilden-Kreuz und bei der Madonna verwendete Zellenschmelztechnik im Westen zuvor praktisch unbekannt war; hier herrschte das Grubenschmelzverfahren vor. Vgl. LAFONTAINE-DOSOGNE 1991; ferner GAUTHIER 1972, S. 49ff. – Im Laufe des 11. Jahrhunderts bildet sich so etwas wie eine lokale Schule in Werden resp. Essen aus; vgl. etwa die Treibarbeiten am Buchdeckel des Evangeliars der Äbtissin Theophanu (Essen, Schatzkammer, 2. Viertel 11. Jahrhundert), die Werdener Steinreliefs und das dortige Kruzifixus (Faltenbildung; Tendenz zur Längung der Figuren; Betonung der Augäpfel). Vgl. dazu KÖTZSCHE 1973, S. 191ff.

30 Als Vorbild der betont plastischen, schweren Körperpartien, wie sie neben dem Jesuskind etwa auch das Gerokreuz kennzeichnen, hat WESENBERG 1972 die spätkarolingische Elfenbeinkunst genannt; vgl. etwa den Gekreuzigten auf dem Deckel des Perikopenbuchs Heinrichs II. (S. 14). – Zur 1030–50 entstandenen Mainzer Elfenbeinmadonna (aus Trier?) vgl. zuletzt KAHSNITZ 1993.

31 So bereits HUMANN 1904, S. 251f.

32 Vgl. NORDENFALK 1977, S. 116.

33 Vgl. die z.T. weit durchgestreckten Beine auf Elfenbein-Hodegetrien wie GOLDSCHMIDT/ WEITZMANN 1930/34, Bd. 2 Nrn. 50 und 76 (10. Jahrhundert); bei beiden ist übrigens der Blick Marias recht eindeutig gegen Christus gerichtet. – Die Synthese von Nikopoia und Hodegetria mag durch die byzantinischen Elfenbeintriptychen, die die Hodegetria als Brustbild zeigen, unterstützt worden sein. Sie waren um 1000 im Westen weit verbreitet; vgl. EFFENBERGER 1993, S. 145. Vgl. z.B. die Hodegetria aus dem Kölner Evangeliar aus St. Georg (Lyskirchen-Evangeliar). – Eine Überkreuzung karolingischer und byzantinischer Einflüsse konnte Anton v. Euw nicht nur für den Reichenauer Gero-Codex (Darmstadt, Landes- und Hochschulbibliothek MS 1948), sondern für das Kölner Skriptorium insgesamt nachweisen; vgl. v. EUW 1991 (1) und (2). Dazu auch LAFONTAINE-DOSOGNE 1991.

34 Neben der Madonna des gleichfalls sehr frühen Cuthbert-Reliquiars in Durham könnte man auf die Initialseite des Johannesevangeliums im sog. Grimbald-Evangeliar (London, British Museum MS Add. 34890) verweisen, eine Handschrift des frühen 11. Jahrhunderts aus der Schule von Winchester. – Man muß dafür also nicht mit BLOCH 1969 von der ‚Verballhornung' provinzialrömischer Isisdarstellungen ausgehen. Provinzialrömische Vorbilder der Madonna vermuteten auch v. EINEM 1948, S. 134; MESSERER 1950, S. 10. – Zur Umwidmung von Isis- in Madonnenstatuen vgl. auch FORSYTH 1972, S. 20.

35 Der Gründer der Werdener Benediktinerabtei, Liudger von Münster, verbrachte die Jahre von 769 bis 772 in der Missionsschule von York. Danach folgte er Bonifatius in der Friesenmission. In die Werdener Klosterbibliothek brachte er neun (nur teilweise erhaltene) angelsächsische Handschriften ein. Der vielleicht in Werden entstandene ‚Heliand', eine altsächsische Versfassung der Bibel, geht wahrscheinlich auf ein angelsächsisches Vorbild zurück. Die 1063 geweihte Werdener Luciuskirche trägt den Namen des legendären angelsächsischen Königs, der um 200 n. Chr. erster Bischof von Chur geworden sein soll, und verdeutlicht damit „noch einmal den starken englischen Einfluß auf die Sachsenmission im allgemeinen und auf das Kloster Werden im besonderen." Vgl. W. SCHNEIDER 1991, S. 23ff.

36 Vgl. DRÖGEREIT 1964, S. 777f.

37 Vgl. zur Geschichte des Kirchengebäudes ZIMMERMANN 1956; KÜPPERS 1963; POTHMANN 1991.

38 Vgl. BEISSEL 1909/72, Abb. 67.

39 Liber ordinarius fol. 96 (ed. ARENS 1908, S. 87).

40 Ebd. fol. 97 (S. 88).

41 Ebd. fol. 114 (S. 104).
42 Vgl. ebd. S. 214ff.
43 Vgl. zur Separation der Salvatorikone Gerhard WOLF 1993, S. 82. Zur Imadmadonna FORSYTH 1972, S. 39. Auch das überlebensgroße ottonische Mainzer Benna-Kreuz war offensichtlich – zumindest im 13. Jahrhundert – nur an hohen Festtagen zu sehen; vgl. DECKER 1985, S. 80 und S. 313, Anm. 206. – Zur Separation bedeutender Kultbilder in der Neuzeit (z.B. der Madonna di Impruneta) vgl. FREEDBERG 1989, S. 107f.
44 Vgl. POTHMANN 1978, S. 124.
45 Vgl. ebd. S. 123; ferner KÜPPERS / MIKAT 1966, S. 39.
46 Vgl. SCHEFFCZYK 1959, S. 58.
47 Vgl. Röm 5, 14; 1 Kor 15, 22. Dazu BEINERT / PETRI 1984, S. 101–4, 118.
48 Vgl. SCHEFFCZYK 1959, S. 381.
49 Bei Hrotsvitha findet sich die Typologie gleich zu Beginn der Marienlegende: „Einzige Hoffnung der Welt, gefeierte Herrin des Himmels, / Heilige Mutter des Königs, hell strahlender Stern des Meeres, / die du als Mutter der Welt das Leben erneuert, / das einst die uralte Jungfrau zerstört hat!" (Unica spes mundi Dominatrix inclita caeli / Sancta parens regis, lucida stella maris, / Quae parens mundo restaurasti, pia virgo, / Vitam, quam virgo perdiderat vetula!) (Hrotsvithae Opera, ed. H. Homeyer, S. 48, Z. 13–16; Übersetzung H. Homeyer).
50 Vgl. beispielsweise die unter dem Suppedaneum des Gekreuzigten liegende Schlange des Otto-Mathilden-Kreuzes, die ihrerseits auf die byzantinische Elfenbeinplatte des 9. Jahrhunderts zurückgehen könnte, welche kurz nach 1000 als Deckel des Perikopenbuchs Heinrichs II. Verwendung fand; dazu WESENBERG 1972, S. 12f.
51 Vgl. GULDAN 1966, S. 13ff.; FORSYTH 1972, S. 93ff.
52 Vgl. ebd. S. 119.
53 Vgl. GULDAN 1966, S. 111.
54 Vgl. SCHADE 1958. Vgl. auch die Beischrift auf der Majestasdarstellung der karolingischen Reimser Bibel von S. Paolo fuori le mura, Rom (Sede throni residens, mundum qui ponderat omnem / Cordem replet vatum ut nobis archana revelent).
55 Etymologiae XIII, I, 1; vgl. dazu SCHRAMM 1958, S. 12.
56 Vgl. SCHRAMM 1958, S. 61 Anm. 2.
57 Vgl. ebd. S. 72f.
58 Zu den Monza-Ampullen GRABAR 1958. – Vgl. auch das Elfenbeinrelief aus der Mitte des 11. Jahrhunderts, das Goldschmidt nach Echternach gibt: Das Kind hält hier eine kleine Kugel mit der Linken und segnet nach links mit der Rechten (GOLDSCHMIDT 1918, Abb. 33). Ferner ebd. Abb. 103a (Ende 11. Jahrhundert; Niederrhein); hier hält Maria eine kleine Kugel zwischen zwei Fingern und Jesus segnet in diese Richtung.
59 BLOCH 1969 sah hier eine verunglückte Maria lactans.
60 In einem Pontifikalbuch (Köln, Dombibliothek, Col. Metr. 141, fol. 5), das in der ersten Hälfte des 11. Jahrhunderts vermutlich in Arras entstand, findet sich eine Madonna in der Mandorla, die einen eindeutigen Globus (mit eingezeichnetem Kreuz) hält; vgl. SWARZENSKI 1954, S. 51; BLOCH / SCHNITZLER 1967, Bd. 2, S. 22 Anm. 1. – Im Siegel des Konstanzer Stifts, das 1225 erstmals belegt, aber sicher älter ist, findet sich ein eindeutiges Beispiel dafür, daß Jesus nach dem Reichsapfel, den die Mutter hält, greift; vgl. SCHRAMM 1958, S. 72. – Bei der thronenden Muttergottes im Lütticher Diözesanmuseum, die Wesenberg in Verbindung mit Köln oder Trier bringt und auf nach 1070 datiert, hält Maria die Kugel in ihrer waagerechten Rechten; vgl. WESENBERG 1972, S. 91. – Man vergleiche auch die huldigend präsentierten Globen der Provinzen vor Otto II., der seinerseits den Reichs-‚Apfel' mit eingezeichnetem Kreuz hält (Einzelblatt; Meister des Registrum Gregorii, Trier um 983; jetzt Chantilly, Musée Condé, MS 14b).
61 Auf den mittelbyzantinischen Elfenbeinen gibt es zahlreiche Beispiele, bei denen die Segenshand im Profil gehalten wird; vgl. z.B. GOLDSCHMIDT / WEITZMANN 1930/34, Nr. 54, 2. Hälfte 10. Jahrhundert.
62 Vgl. z.B. das aus dem 9. oder 10. Jahrhundert stammende Elfenbeinrelief, das vermutlich als Deckel einer Psalterhandschrift diente und dem Umkreis der Metzer Schule entstammt (Florenz, Bargello); die Initiale eines Trierer Codex vom Ende des 10. Jahrhunderts (Berlin, Staatsbibliothek Theol. lat., fol. 34) oder das Siegel aus der Königszeit Ottos III. (983–96). – Die Segenshaltung war geradezu prädestiniert für die Einfügung kleinerer sphärischer Objekte, wie die vermutlich nachträgliche Ergänzung des Armreliquiars des Hl. Sigismund aus dem Welfenschatz (11. Jahrhundert) durch einen ‚Reichsapfel' bestätigt; vgl. SCHRAMM 1958, S. 82.
63 Ebd. S. 72f.
64 Vgl. ebd. Abb. Frontispiz.
65 Vgl. W. Ch. SCHNEIDER 1991, Abb. 2.
66 Vgl. auch eine byzantinische Elfenbeintafel (Berlin, 9. Jahrhundert, vermutlich ein Szepteraufsatz) mit der Krönung Leos IV. (?) durch die Gottesmutter. Der Globus des assistierenden Gabriel weist zahlreiche Kringel auf; gemeint ist wohl der Himmel (GOLDSCHMIDT/ WEITZMANN 1930/ 34, Nr. 88b).
67 Vgl. auch das aus dem 1. Viertel des 11. Jahrhunderts stammende, wahrscheinlich in Köln entstandene Manuskript Köln, Dom, Cod. 192 fol. 43v (eine Handschrift des Timaioskommentars des Chalcidius); dazu v. EUW 1991 (3).
Verlockend, aber doch allzu spekulativ wäre die Vermutung, daß der Goldschmied eines der zeitgenössischen arabischen Astrolabien gesehen hat – flächige Projektionen der dreidimensionalen Himmelssphäre des Ptolemäus –, deren Scheiben häufig mit rankenartigen Gebilde verziert wurden. Der von Otto III. 996/97 an den Hof gezogene Gerbert von Aurillac, der spätere Papst Sylvester II., konnte dieses Gerät zur Berechnung des Sternenlaufs benutzen, u.a. weil er in der Mark Barcelona in Kontakt mit der arabischen Astronomie gekommen war. Vgl. SCHRAMM 1958, Abb. 42a; zu Gerberts Bildung vgl. LINDGREN 1991.

68 Vgl. etwa den Thronenden Christus bei GOLDSCHMIDT / WEITZMANN 1930/34, Bd. 2, Nr. 54 (zweite Hälfte 10. Jahrhundert). Vielleicht handelte es sich beim Essener Kind ursprünglich um den byzantinischen Segensgestus, der bei der späteren Restaurierung nicht mehr ganz verstanden wurde. Vgl. dazu die auf die Rückseite von Bernwards Kostbarem Evangeliar (Hildesheim) gravierte Hodegetria.
69 Zur Korrespondenz der Gebärden in der ottonischen Buchmalerei vgl. NITSCHKE 1989, S. 188.
70 Vgl. die zahlreichen Beispiele bei W. Ch. SCHNEIDER 1988, S. 311ff. Zur Zeitlichkeit der ottonischen Buchmalerei vgl. auch JANTZEN 1947, S. 81f.
71 Vgl. GOLDSCHMIDT / WEITZMANN 1930/34, Bd. 2, Nrn. 48 und 50 (das Kind mit Buchrolle; jeweils 10. Jahrhundert). – Sehr interessant ist eine freiplastische (!) Hodegetria (32,1 cm) aus dem Victoria-and-Albert-Museum, London, die Goldschmidt / Weitzmann zur Romanos-Gruppe zählen (Bd. 2, Nr. 51, 10. Jahrhundert) und die sich mit intensivem Blick (Pupillen gebohrt) zum Kind nach rechts wendet, das in die Gegenrichtung, nach links segnet.
72 Vgl. Gerhard WOLF 1993, S. 89. Die für die Vermittlertätigkeit besonders wichtigen Hände Marias wurden durch aufgelegtes Gold hervorgehoben.
73 Vgl. BEINERT / PETRI 1984, S. 122.
74 Vgl. SCHEFFCZYK 1959, S. 494.
75 Beispielsweise bei Paulinus von Aquileia, Ambrosius Autpertus, Ildefons, Alkuin, Paulus Diaconus; vgl. dazu ebd. S. 82 und S. 368ff.
76 Vgl. dazu JOHNSON 1989; dort auch die religionsgeschichtliche Parallele mit weiblichen Kultgottheiten. – Zur gesteigerten Vermittlerrolle Marias in Byzanz nach dem Ikonoklasmus: CORMACK 1985, S. 176ff.
77 Vgl. BEISSEL 1909/72, S. 92.
78 Vgl. STRÄTER 1947/51, Bd. 2, S. 324ff.
79 Vgl. DAUT 1975, passim (zu Cicero bes. S. 41ff.); zur Bedeutung des spätrömischen, byzantinischen Kaiserbildes in der Kirche vgl. FICHTENAU 1984, S. 52.
80 Vgl. BEINERT / PETRI 1984, S. 137.
81 Vgl. RADEMACHER 1972.
82 Vgl. FAUTH 1991.
83 Vgl. BARRÉ 1949 (1); allgemein: NILGEN 1981. – Leo Scheffczyk vermutet, daß dabei auch die Anerkennung dynastischer Verhältnisse durch das Papsttum eine Rolle spielte: Papst Stephan II. weihte 754 erstmals nicht nur den Herrscher der Franken, Pippin, sondern dessen gesamte Familie; vgl. SCHEFFCZYK 1959, S. 487.
84 Zum Königtum Christi vgl. WESSEL 1953; SOERIIS 1982/86.
85 Vgl. SCHEFFCZYK 1959, S. 127ff. – Zum Marienbild im ‚Heliand' und in Otfrids ‚Christ' vgl. ebd. S. 133f.
86 Vgl. ebd. S. 240.
87 Vgl. ebd. S. 271.
88 Ebd. S. 497.
89 Auch FORSYTH 1972, S. 118f. zieht die „divine kingship" Marias gegenüber der Eva-Maria-Parallele vor. Allerdings ist sie der Meinung, daß die Präsentation des Globus auf den Betrachter, nicht auf das Kind bezogen ist – abgesehen von der dichten Beziehung zwischen dem halb aufgerichteten, segnend-greifenden Jesuskind, der Neigung des Kopfes Marias zum Kind und der Haltung des Globus eine wohl auch ikonographisch heikle Deutung. – Man kann die Essener Skulptur übrigens kaum unter den Typus des ‚Throns der Weisheit' (sedes sapientiae; vgl. 1 Könige 10, 18ff.) einreihen, wie das bei Forsyth und zahlreichen Autoren geschieht, weil das Jesuskind nicht thront und nicht - wie bei den späteren, an der ‚Nikopoia' orientierten Madonnen – über den Bezug zu Mutter bzw. Globus hinauswirkt. Das ist aber eine von Forsyth selbst aufgestellte Bedingung der ikonographischen Identifikation (ebd. S. 22ff.). – Die Essener Madonna steht in der Tradition der die Mutter-Kind-Beziehung betonenden byzantinischen Ikonen und Elfenbeinreliefs. Vgl. zu dieser Beziehung, die einer Kultstatue normalerweise fehlt, BELTING 1990, S. 335.
90 Übrigens ein heute von der katholischen Kirche offiziell gebrauchter Appellativ (Pius XII. in der Enzyklika ‚Ad Caeli Reginam', 1954).
91 Vgl. dazu SCHEFFCZYK 1959, S. 390ff.
92 Die Regentschaft der Kaiserin für den unmündigen Sohn war in Byzanz weniger ungewöhnlich als im Westen; vgl. ERKENS 1991 (dort auch zum Aufkommen des Titels ‚consors regni' vor allem im letzten Viertel des 10. Jahrhunderts).
93 Vgl. ebd. S. 256. – Ferner FICHTENAU 1984, S. 240.
94 Vgl. ERKENS 1991, S. 246-48. „Die eigentliche Blütezeit als Teilhaberin an der Herrschaft beschränkte sich für die Königin mithin in etwa auf den Zeitraum von der Mitte des 10. bis zur Mitte des 11. Jahrhunderts (...)" (ebd. S. 257). – Zu den Königinnen-Krönungen der Zeit vgl. Gunther WOLF 1990.
95 Vgl. Liber ordinarius fols. 93–95 (ed. ARENS 1908, S. 84–86).
96 Ebd. fols. 95–96 (S. 86f.).
97 Vgl. den expliziten Hinweis bei Bernhard von Angers, Liber miraculorum S. Fidis II, 4 (ed. A. Bouillet) vom Anfang des 11. Jahrhunderts. – Vgl. zu dieser Praxis auch FICHTENAU 1984, S. 78.
98 So Marcsuitis, die Äbtissin von Schildesche bei Bielefeld, explizit bei ihrer Beschreibung der Flurumgänge mit Reliquien (Mitte 10. Jahrhundert); vgl. ebd. S. 421f.
99 Liber ordinarius fols. 114f. (ed. ARENS 1908, S. 104f.).
100 Ebd. fols. 32-36 (S. 32–35).
101 Vgl. ebd. S. 270f.
102 Ebd. fols. 35–36 (S. 34).
103 „Cum inducerent puerum Jhesum parentes eius, accepit eum Symeon in ulnas suas et benedixit Deum dicens: Nunc dimittis, Domine, servum tuum in pace." (ebd. fol. 36, S. 35; nach Lk 2, 28–29)

104 Vgl. SCHEFFCZYK 1959, S. 8; LAURENTIN 1972.
105 Vgl. BARRÉ 1962, S. 51; BEINERT/ PETRI 1984, S. 133.
106 Vgl. Gerhard WOLF 1990, S. 49f. und 1993, S. 83f.
107 Vgl. BEISSEL 1909/72, S. 48.
108 Vgl. ebd. S. 49f.
109 Vgl. RADEMACHER 1972, S. 97f.
110 Beispielsweise in Avallon, ca. 1078; vgl. FORSYTH 1972, S. 48.
111 Vgl. RADEMACHER 1972, S. 35.
112 Vgl. W. SCHNEIDER 1991, S. 32f.
113 Vgl. die Titelminiatur eines im letzten Viertel des 10. Jahrhunderts entstandenen Manuskripts aus Fulda mit den Viten der Heiligen Kilian und Margareta (Hannover, Niedersächsische Landesbibliothek MS I 189). Hier krönt die bekrönte Maria die Hll. Margareta und Regina. Die Beischriften sind griechisch.
114 Der Gründer des Essener Damenstifts, Altfrid, war der erste Bischof von Hildesheim. Noch bis 947 bzw. 951 war Essen Eigenkirche des Bischofs von Hildesheim. Vgl. W. SCHNEIDER 1991, S. 36.
115 Im 11. Jahrhundert wurden für solche Festkrönungen beispielsweise in Augsburg, Würzburg, Speyer und Trier große Prozessionsstraßen angelegt; vgl. NOACK 1957. – Zu den Prozessionen der Kultbilder der Hl. Fides, des Hl. Privatus von Mende und in Cluny: FORSYTH 1972, S. 40ff. Bei einer Synode in Rodez erwähnt Bernhard von Angers auch ‚sanctae Dei genetricis Mariae aurea imago' (Liber miraculorum, ed. Bouillet I, 28). – Zur gesteigerten Bedeutung der – u.a. durch die Cluniazenser geförderten – Prozessionen im 10. Jahrhundert vgl. SCHRADE 1957, S. 63.
116 Vgl. TINNEFELD 1991, S. 258.
117 Vgl. auch POTHMANN 1988, S. 7f.; MESSERER 1950, S. 78–80. Daß die Madonna ursprünglich wie das Kind einen Nimbus besessen haben soll, wie CLEMEN 1906, S. 8f. vermutet, halte ich für unwahrscheinlich, weil keine Halterungen am Kopf vorhanden sind.
118 Vgl. SCHRAMM 1958, S. 61 und 1957; FICHTENAU 1984, S. 106.
119 Otto III. wurde z.B. beim Quedlinburger Osterhoftag 986 als Sechsjähriger bei einer Festkrönung nochmals gekrönt; vgl. Gunther WOLF 1991 (1), S. 100.
120 Vgl. zum folgenden Liber ordinarius, ed. ARENS 1908, S. 214ff.
121 Zur Bedeutung der Wachsspende im 10. Jahrhundert vgl. FICHTENAU 1984, S. 79 und S. 358.
122 Vgl. NILSSON 1919 und 1921.
123 Vgl. Liber ordinarius fol. 33 (ed. ARENS 1908, S. 33).
124 Vgl. SCHULZ 1962, col. 66.
125 Vgl. PAX 1950, col. 373.
126 Vgl. MARBACH 1927; LE BONNIEC 1965.
127 Das Fest bekam einen ‚imperialen' Beiklang dadurch, daß Cäsar, der es stark förderte, am Tag der lupercalia des Jahres 44 v. Chr. vom damaligen magister lupercorum, Antonius, die Krone angeboten bekam. Noch 494 n. Chr. mußte Papst Gelasius I. gegen die Ausschweifungen vorgehen. Er weihte den 15. Februar zu einem Marienfest.
128 Vgl. F. BOEHM 1927.
129 Vgl. BOUDRIOT 1928, S. 24ff., 68. – Vgl. auch einen Bericht Burchards von Worms bei FICHTENAU 1984, S. 414 (MIGNE PL 140, col. 961). Zum Votivbrauchtum: KRISS-RETTENBECK 1972.
130 Vgl. W. SCHNEIDER 1991, S. 13f.
131 Vgl. POTHMANN 1978, S. 121.
132 Vgl. SCHULZ 1962, col. 67.
133 Vgl. BOUDRIOT 1928, S. 72.
134 Ebd. S. 74.
135 Vgl. FICHTENAU 1984, S. 417f.
136 Zit. nach BEUTLER 1982, S. 234.
137 Vgl. FREEDBERG 1989, S. 33ff., 74f.
138 Vgl. Exodus 20, 4 (Non facies tibi sculptile, neque omnem similitudinem...).
139 Vgl. FREEDBERG 1989, S. 396f.
140 Vgl. BUDDENSIEG 1965.
141 Vgl. SCHRADE 1957, S. 57f.
142 Liber miraculorum I, 13 (Übersetzung nach BELTING 1990, S. 596).
143 Ebd.
144 Übrigens der Ort, an dem Stephan II. von Clermont-Ferrand, der Auftraggeber der ersten sicher dokumentierten vollplastischen Madonna, vor seinem Episkopat Abt war.
145 Liber miraculorum I, 13 (Übersetzung nach BELTING 1990, S. 596).
146 Generell zum Reliquienkult: GRABAR 1946, Bd. 2, S. 343–57; TÖPFER 1957; ANGENENDT 1994; LEGNER 1995.
147 Vgl. W. SCHNEIDER 1991, S. 38.
148 Vgl. CLAUSSEN / ENDEMANN 1970, S. 88.
149 Vgl. BÜCHSEL 1993, S. 61f.; FORSYTH 1972, S. 121f.; ENDEMANN 1989; PIPPAL 1993.
150 Vgl. SCHULZE-SENGER et al. 1976.
151 Zur Madonna aus Autun (12. Jahrhundert) des New Yorker Metropolitan Museums vgl. FORSYTH 1972, S. 188f.
152 Dafür, daß die Vergitterung der Sitzplatte auch an den Seitenwänden des Schemels fortgesetzt wurde, sprechen die auffällige, störende Abflachung des herabfallenden hinteren Gewandstücks und die Kupferplatte hinter den Unterschenkeln Marias. Eine Vergitterung hätte diese Partien verdeckt.

153 Vgl. SCHRADE 1957, S. 64.
154 Vgl. FORSYTH 1972, S. 65ff.
155 Vgl. KELLER 1951, S. 74f.
156 Vgl. SCHEFFCZYK 1959, S. 32f.; FORSYTH 1972, S. 66.
157 Vgl. KELLER 1951, S. 76; ähnlich DECKER 1985.
158 Vgl. FORSYTH 1972, S. 81.
159 Vgl. BEISSEL 1909/ 72, S. 148–51.
160 Vgl. dazu FREEDBERG 1989, S. 165f.
161 Vgl. FORSYTH 1972, S. 7.
162 Vgl. SCHRADE 1957.
163 So BELTING 1990, S. 333.
164 Bei Gerhard WOLF 1990 findet sich – mit bezug auf den römischen Ikonenkult – eine ähnliche Fragestellung, ohne daß dabei allerdings die theologischen Entwicklungen zwischen 8. und 11. Jahrhundert thematisiert werden; vgl. 190ff.
165 Vgl. SAUERLÄNDER 1963, bes. S. 38ff. und S. 92ff.
166 Vgl. PÖLZL 1986 und besonders FALK 1991/93, die zeigt, daß vor allem bei den Heiligenbüsten die Reliquienbindung bis zur Frühneuzeit gültig blieb.
167 Zu den Kruzifixen des 9. und 10. Jahrhunderts vgl. HAUSHERR 1963; FORSYTH 1972, S. 73 und BELTING 1990, S. 334.
168 Zu einem Gegenbeispiel – die in die Madonna von Vézelay inkorporierten Reliquien, darunter eine Locke und ein Stück der Tunika Marias, vermutlich Anfang 12. Jahrhundert – vgl. FORSYTH 1972, S. 32ff. Forsyth weist aber zu Recht darauf hin, daß der Bericht über die wundersame Auffindung der Reliquien um 1165 ihr ‚Vergessen' impliziert. Offenbar ‚funktionierten' Madonnenstatuen auch unabhängig von Reliquien.
169 BEISSEL 1909/72, S. 299.
170 Diesen Aspekt betont Bernhard von Angers in seiner Verteidigung des plastischen Kruzifixus (ad celebrandum Dominicae passionis memoriam; Liber miraculorum I, 13).
171 BÜCHSEL 1993, S. 50. – Das eucharistische Argument wurde von den ‚Bilderfreunden' (Ikonodulen) in der byzantinischen Bilderdebatte verwendet; vgl. GIAKALIS 1994, S. 66 und S. 68.
172 Vgl. GRESHAKE / KREMER 1992, S. 184ff.
173 Zur ‚physizistischen' Sicht etwa Irenäus' von Lyon und Tertullians, vgl. ebd. S. 190.
174 Vgl. RATZINGER 1957.
175 Vgl. FEHRENBACH 1994, Kap. 2.
176 Vgl. ANGENENDT 1994, S. 113–19.
177 Vgl. ebd. S. 119-22.
178 Gregor der Große, Homiliae in evangelia (MIGNE PL 76, col. 1216ff.). Ähnlich Beda Venerabilis (Expositio Actuum Apostolorum). Vgl. MEYER SCHAPIRO 1943, S. 140. Beda geht wiederholt von den Fußabdrücken aus, die der himmelfahrende Christus auf dem Ölberg hinterließ. Erst um 1000 wird jedoch die körperliche Himmelfahrt Christi in der englischen Buchmalerei, aber auch im Kostbaren Evangeliar Bischof Bernwards durch das spektakuläre Motiv des ‚Verschwindens' in den Wolken dargestellt – „in the X century already, English religious imagination was disposed toward the concrete and tangible (...)" (ebd. S. 143).
179 Vgl. zur Analogie von ‚lux' und ‚spiritus' bei Augustinus VERBEKE 1945, S. 506f. – Zur Feinstofflichkeit des jenseitigen, nachtodlichen ‚Leibes' bei Origenes vgl. GRESHAKE / KREMER 1992, S. 206f.
180 Vgl. zum Mariengrab JUGIE 1944, S. 681–87. Zur Absenz von Primärreliquien KNIAZEFF 1990, S. 143.
181 „Veneranda nobis, Domine, hujus est diei festivitas, in qua sancta Dei Genitrix mortem subiit temporalem nec tamen mortis nexibus deprimi potuit, quae Filium tuum Dominum nostrum de se genuit incarnatum." (MIGNE PL 78, col. 133B). – Vgl. CAPELLE 1950.
182 Vgl. BARRÉ 1962, S. 46.
183 Vgl. RIPBERGER 1962.
184 Vgl. ANGENENDT 1994, S. 110.
185 Vgl. SCHEFFCZYK 1959, S. 451 (im Anschluß an Mt 27, 52–53; vgl. dazu GRESHAKE / KREMER 1992, S. 181).
186 MIGNE PL 131, col. 1142.
187 MIGNE PL 134, col. 856–57.
188 MIGNE PL 40, col. 1141–48. – Vgl. dazu JUGIE 1944, S. 282ff. Jugie datiert den Traktat auf die erste Hälfte des 9. Jahrhunderts; BARRÉ 1962, S. 83f. auf das 12. Jahrhundert; SCHEFFCZYK 1959, S. 459–61 auf Anfang 11. Jahrhundert. – Schon die Tatsache einer autoritativen ‚Rückdatierung' der beiden mariologischen Haupttexte zeigt die Unsicherheit ihrer mittelalterlichen Autoren.
189 „Si igitur natura matris est filius, conveniens est ut sit et filii mater, non quantum pertinet ad aequam administrationem, sed quantum pertinet ad eamdem reciprocam substantiam: ut homo de homine, caro de carne, mater a filio, filius a matre, non ad unitatem personae, sed ad unitatem corporalis naturae et substantiae." (MIGNE PL 40, col. 1145).
190 Vgl. SCHEFFCZYK 1959, S. 303.
191 Vgl. WENGER 1955, S. 140ff., 313ff.; BARRÉ 1962, S. 78ff. – Zur byzantinischen Assumptionsmariologie des 7. – 9. Jahrhunderts vgl. JUGIE 1944, S. 213–68; KNIAZEFF 1990, S. 144f. – Zu einem sehr frühen, wohl um 300 entstandenen syrischen Assumptionstext vgl. MANNS 1989.
192 Vgl. WENGER 1955, S. 163 und S. 319.
193 Zur v.a. gegen Jahrhundertende (Johannes Geometros) vertretenen Meinung, daß Leib und Seele Marias getrennt im Paradies auf die allgemeine Auferstehung warteten, vgl. JUGIE 1944, S. 316ff.; WENGER 1955,

S. 185–201. Erst nach dem 11. Jahrhundert kehrte die byzantinische Mariologie wieder zur ‚einfacheren', inzwischen westlichen Vorstellung zurück; vgl. JUGIE 1944, S. 323ff.
194 Vgl. MIGNE PL 141, col. 325–31 (bes. 328 und 330).
195 Vgl. MAYR-HARTING 1991, Bd. 1, S. 151.
196 Vgl. BARRÉ 1962, S. 84. – Generell zum Assumptionsproblem im Westen zwischen 8. und 12. Jahrhundert: BARRÉ 1949 (2); zur Debatte im 12. Jahrhundert: BOASE 1962, S. 8-12. – Erst 1950 vollzog Pius XII. die Dogmatisierung der leiblichen Himmelfahrt Marias (in der Bulle ‚Munificentissimus Deus').
197 Vgl. MAYR-HARTING 1991, Bd. 1, S. 142f.
198 Ebd. S. 145.
199 Ebd. S. 158.
200 Ebd. S. 150ff.
201 Vgl. SCHREINER 1991; HANNICK 1991.
202 BAYER 1991, S. 339. – Zum griechischen Einfluß vgl. auch STAUBACH 1991.
203 Beispielsweise im nur noch in Nachzeichnungen erhaltenen, aus Fulda stammenden Essener ‚Codex domesticus' der Äbtissin Hadwig (vor 947–971; dazu RENSING 1962; SCHNITZLER 1967) oder in der um 1000 in St. Pantaleon entstandenen Boethiushandschrift Froumunds von Tegernsee.
204 Vgl. TINNEFELD 1991, S. 256 Anm. 41; FICHTENAU 1984, S. 237.
205 Vgl. Gunther WOLF 1991 (2). Zur Rolle Theophanus in der Kunstgeschichte: WESTERMANN-ANGERHAUSEN 1991.
206 Vgl. ALTHOFF 1991, S. 284–86.
207 Ebd. S. 287.
208 Vgl. Gunther WOLF 1991 (3).
209 Vgl. v. EUW 1991 (1) und (2).
210 Vgl. MAYR-HARTING 1991, Bd. 1, S. 154.
211 Ebd. S. 141.
212 Vgl. BLOCH 1962.
213 Vgl. das von Petrus Damiani (1006–72) geschilderte Wunder, wonach eine Römerin während der Assumptioprozession ihren (prophezeiten) Tod fand – eine eindrückliche Form der ‚imitatio Mariae'; dazu Gerhard WOLF 1990, 68ff.
214 Vgl. GRESHAKE / KREMER 1992, S. 185; ferner 209ff.
215 Das geht über BÜCHSEL 1993, S. 59ff. insofern hinaus, als bei ihm die enge Bindung der Madonnenskulptur an das Kruzifixus zwar gesehen, aber lediglich im Kontext des Memorialbilds gedeutet wird. Büchsel geht beim mariologischen Hintergrund vorwiegend von karolingischen Quellen nach SCHEFFCZYK 1959 aus, ohne die Assumptionsdebatte des 10./11. Jahrhunderts zu berücksichtigen. – Einen Zusammenhang zwischen dem – vor allem von den Cluniazensern unterstützten – verstärkten Marienkult des 10./11. Jahrhunderts und der Entwicklung der mittelalterlichen Skulptur sieht SABBE 1951.
216 Das geht auf die Etymologie des Hieronymus zurück; vgl. SCHEFFCZYK 1959, S. 118. – Vgl. das Antiphonar von Compiègne (Kopie von ca. 860–80; Maria als ‚novi luminis virgo'; BARRÉ 1962, S. 51); ferner die knappe Zusammenstellung bei BÜCHSEL 1993, S. 54. – Bereits das apokryphe armenische Kindheitsevangelium (vermutlich 6. Jahrhundert) schildert, wie der Körper Marias während des Verkündigungsgeschehens geheiligt und gereinigt wurde wie das Gold im Feuer; vgl. ÉVANGELIES APOCRYPHES Bd. 2, 97. – Im Homeliar der Reichenau (Karlsruhe, Landesbibliothek MS. Aug. LXXX) wird im Anschluß an Cosmas Vestitor das Lichtspektakel bei der Himmelfahrt der Seele und, drei Tage später, des Körpers betont (fols. 119r; 120v; ed. WENGER 1955, S. 358 und S. 360).
217 Die Beständigkeit des Goldes spielte in der Materialallegorese des Mittelalters offenbar keine Rolle; vgl. RAFF 1994, S. 38.
218 Vgl. dazu (im Kontext der Bilderdebatte in Byzanz) BRUBAKER 1989.
219 Liber miraculorum S. Fidis I, 13 (Übersetzung unter Verwendung von BÜCHSEL 1993, S. 49). – Benediktiner aus Aurillac war übrigens jener Gerbert, der 996 zum kaiserlichen Hof stieß, Lehrer und Ratgeber von Otto III. wurde und 999 als Sylvester II. den päpstlichen Thron bestieg. Hier sind die Verbindungen zwischen einer regionalen Kultbildtradition (Auvergne) und dem Entstehen einer Reihe vollplastischer Madonnendarstellungen im sächsischen Reichsgebiet, an deren Beginn die Goldene Madonna seines vornehmsten Damenstifts steht, förmlich mit Händen zu greifen. Gerbert war auch Lehrer Fulberts von Chartres. – Zu Gerbert vgl. RICHÉ 1987. – Gerbert bestellte bei Bischof Egbert von Trier ein Goldschmiedewerk, dessen ästhetischer Aspekt (oculos pascere) mehrfach betont wird; vgl. RONIG 1977, S. 12.
220 Vgl. auch die Heilung des Blindgeborenen am Quell von Siloah im Codex Egberti (Trier, Stadtbibliothek MS 24, fol. 50); die Fußwaschung Petri im Evangeliar Ottos III. (München, Bayer. Staatsbibliothek Clm. 4453, fol. 237); die Heilung eines Besessenen ebd. (fol. 103); die Verkündigung an die Hirten im Perikopenbuch Heinrichs II. (München, Bayer. Staatsbibliothek Clm 4452, fol. 8v). Der stumme Zacharias zeigt ebd. mit Zeige- und Mittelfinger auf seine Augen, um den Anwesenden wortlos mitzuteilen, daß er etwas (den Engel) gesehen hat (fol. 149v).
221 Vgl. FREEDBERG 1989, S. 74f.
222 Ebd. S. 82ff.
223 Ebd. S. 36f. (mit Verweis auf Diodoros Siculus und Platon). Zahlreiche weitere Beispiele ebd. S. 283ff. (Live images).
224 Vgl. HAAS 1907; LINDBERG 1987.
225 „Idipsum itaque ipsis est esse et lucere et uidere; esse enim ipsorum lux est et uisio." (Expositiones in Ierarchiam Coelestem (ed. J. Barbet) XIII, Z. 257–258).
226 Ebd. XV, Z. 321–336.
227 Ebd. XV, Z. 637–643.

ALTHOFF 1991
G. Althoff, Vormundschaft, Erzieher, Lehrer – Einflüsse auf Otto III., in: A. v. Euw / P. Schreiner (Hgg.), Kaiserin Theophanu. Begegnung des Ostens und Westens um die Wende des ersten Jahrtausends (Gedenkschrift des Kölner Schnütgen-Museums zum 1000. Todesjahr der Kaiserin), 2 Bde., Köln 1991, Bd. 2, S. 277–89.

ANGENENDT 1994
A. Angenendt, Heilige und Reliquien. Die Geschichte ihres Kultes vom frühen Christentum bis zur Gegenwart, München 1994.

ARENS 1908
F. Arens, Der Liber ordinarius der Essener Stiftskirche, Paderborn 1908.

BARRÉ 1949 (1)
H. Barré, La Royauté de Marie pendant les neufs premiers siècles, in: Recherches de sciences religieuses VII, 1949, S. 63ff.

BARRÉ 1949 (2)
H. Barré, La croyance à l'Assomption corporelle en Occident de 750 à 1150 environ, in: Études mariales 7, 1949, S. 63–123.

BARRÉ 1962
H. Barré, L'apport marial de l'orient a l'occident de saint Ambroise à saint Anselme, in: Études mariales 19/1, 1962, S. 27–89.

BAYER 1991
A. Bayer, Griechen im Westen im 10. und 11. Jahrhundert: Simeon von Trier und Simeon von Reichenau, in: A. v. Euw / P. Schreiner (Hgg.), Kaiserin Theophanu. Begegnung des Ostens und Westens um die Wende des ersten Jahrtausends (Gedenkschrift des Kölner Schnütgen-Museums zum 1000. Todesjahr der Kaiserin), 2 Bde., Köln 1991, Bd. 1, S. 335–41.

BEINERT / PETRI 1984
W. Beinert, H. Petri (Hgg.), Handbuch der Marienkunde, Regensburg 1984.

BEISSEL 1909/72
S. Beissel, Geschichte der Verehrung Marias in Deutschland während des Mittelalters. Ein Beitrag zur Religionswissenschaft und Kunstgeschichte, Freiburg 1909 (ND Darmstadt 1972).

BELTING 1990
H. Belting, Bild und Kult. Eine Geschichte des Bildes vor dem Zeitalter der Kunst, München 1990.

BERNHARD VON ANGERS
Bernhard d' Angers, Liber miraculorum S. Fidis, ed. A. Bouillet, Paris 1897.

BEUTLER 1982
Ch. Beutler, Statua. Die Entstehung der nachantiken Statue und der europäische Individualismus, München 1982.

BEUTLER 1991
Ch. Beutler, Der älteste Kruzifixus. Der entschlafene Christus, Frankfurt/M. 1991.

BINDING 1982
G. Binding, Die Datierung des sog. Gero-Kruzifixus im Kölner Dom, in: Archiv für Kulturgeschichte 64, 1982, S. 63–77.

BINDING 1991
G. Binding, Ottonische Baukunst in Köln, in: A. v. Euw / P. Schreiner (Hg.), Kaiserin Theophanu. Begegnung des Ostens und Westens um die Wende des ersten Jahrtausends (Gedenkschrift des Kölner Schnütgen-Museums zum 1000. Todesjahr der Kaiserin), 2 Bde., Köln 1991, Bd. 1, S. 281–98.

BLOCH 1962
P. Bloch, Der Stil des Essener Leuchters, in: K. Böhner et al. (Hg.), Das erste Jahrtausend. Kultur und Kunst im werdenden Abendland an Rhein und Ruhr, 3 Bde., Düsseldorf 1962–64, Bd.1, S. 534–48.

BLOCH 1969
P. Bloch, Überlegungen zum Typus der Essener Madonna, in: V. Milojcic (Hg.), Kolloquium über frühmittelalterliche Skulptur, Vortragstexte 1968, Mainz 1969, S. 65–69.

BLOCH / SCHNITZLER 1967
P. Bloch / H. Schnitzler, Die ottonische Kölner Malerschule, 2 Bde., Düsseldorf 1967.

BOASE 1962
T. S. R. Boase, The York Psalter, London 1962.

F. BOEHM 1927
F. Boehm, Art. ‚Lustratio', in:
Paulys Realencyclopädie der classischen Altertumswissenschaft (Hg. G. Wissowa), Bd.XIII, Stuttgart 1927, col. 2029–39.

G. BOEHM 1977
G. Boehm, Plastik und plastischer Raum, in: Skulptur. Ausstellung in Münster 1977. Ausst. Kat. Westfälisches Landesmuseum Münster 1977, S. 23–44.

BOUDRIOT 1928
W. Boudriot, Die altgermanische Religion in der amtlichen kirchlichen Literatur des Abendlandes vom 5. bis 11. Jahrhundert, Bonn 1928.

BRENK 1975
B. Brenk, Die frühchristlichen Mosaiken in S.Maria Maggiore zu Rom, Wiesbaden 1975.

BRUBAKER 1989
L. Brubaker, Perception and conception: art, theory and culture in ninth-century Byzantium, in: Word & Image 5/1, 1989, S. 19–32.

BÜCHSEL 1993
M. Büchsel, Ottonische Madonna (Liebighaus-Monographie Bd.15), Frankfurt/M. 1993.

BUDDENSIEG 1965
T. Buddensieg, Gregory the Great, The Destroyer of Pagan Idols, in: Journal of the Warburg and Courtauld Institutes 28, 1965, S. 44–65.

CAPELLE 1950
D. P. Capelle, L'Oraison ‚Veneranda' à la messe de l'assomption, in: Ephemerides Theologicae Lovanienses, XXVI, 1950, S. 354–64.

CLAUSSEN / ENDEMANN 1970
H. Claussen / K. Endemann, Zur Restaurierung der Paderborner Imad-Madonna, in: Westfalen 48, 1970, S. 79–125.

CLEMEN 1893
P. Clemen, Die Kunstdenkmäler der Stadt und des Kreises Essen, Düsseldorf 1893.

CLEMEN 1906
P. Clemen, Erhaltung der goldenen Madonnenstatue im Schatz der Münsterkirche, in: Berichte über die Tätigkeit der Provinzialkommission für die Denkmalpflege in der Rheinprovinz 11, 1906, S. 7–12.

CORMACK 1985
R. Cormack, Writing in Gold. Byzantine Society and its Icons, London 1985.

DAUT 1975
R. Daut, Imago. Untersuchungen zum Bildbegriff der Römer, Heidelberg 1975.

DECKER 1985
B. Decker, Das Ende des mittelalterlichen Kultbildes und die Plastik Hans Leinbergers, Bamberg 1985.

DRÖGEREIT 1962/64
R. Drögereit, Der Heliand. Entstehungsort und Entstehungszeit, in: K. Böhner et al. (Hgg.), Das erste Jahrtausend. Kultur und Kunst im werdenden Abendland an Rhein und Ruhr, 3 Bde., Düsseldorf 1962–64, Bd. 2, S. 762–84.

EFFENBERGER 1993
A. Effenberger, Byzantinische Kunstwerke im Besitz deutscher Kaiser, Bischöfe und Klöster in Zeitalter der Ottonen, in: M. Brandt, A. Eggebrecht (Hgg.), Bernward von Hildesheim und das Zeitalter der Ottonen, 2 Bde., Hildesheim/Mainz 1993, Bd. 1, S. 145–59.

v. EINEM 1948
H. v. Einem, Die Monumentalplastik des Mittelalters und ihr Verhältnis zur Antike, in: Antike und Abendland 3, 1948, S. 120–51.

ELBERN 1959
V. H. Elbern, Der Münsterschatz von Essen, Mönchengladbach 1959.

ELBERN 1962/64
V. H. Elbern, Die Bildende Kunst der Ottonenzeit zwischen Maas und Elbe, in: K. Böhner et al. (Hgg.), Das erste Jahrtausend. Kultur und Kunst im werdenden Abendland an Rhein und Ruhr, 3 Bde., Düsseldorf 1962–64, Bd. 2, S. 1014–1042.

ELBERN 1988
V.H.Elbern, Goldschmiedekunst im frühen Mittelalter, Darmstadt 1988.

ENDEMANN 1989
K. Endemann, Große Goldene Madonna. Restaurierung und Untersuchungsergebnisse, in: Kirchenkunst des Mittelalters – erhalten und erforschen. Katalog zur Ausstellung des Diözesanmuseums Hildesheim, Hildesheim 1989, S. 37–72.

ERKENS 1991
F.-R. Erkens, Die Frau als Herrscherin in ottonisch-frühsalischer Zeit, in: A. v. Euw / P. Schreiner (Hgg.), Kaiserin Theophanu. Begegnung des Ostens und Westens um die Wende des ersten Jahrtausends (Gedenkschrift des Kölner Schnütgen-Museums zum 1000. Todesjahr der Kaiserin), 2 Bde., Köln 1991, Bd. 2, S. 245–59.

v. EUW 1991 (1)
A. v. Euw, Der Darmstädter Gero-Codex und die künstlerisch verwandten Reichenauer Prachthandschriften, in: A. v. Euw / P. Schreiner (Hgg.), Kaiserin Theophanu. Begegnung des Ostens und Westens um die Wende des ersten Jahrtausends (Gedenkschrift des Kölner Schnütgen-Museums zum 1000. Todesjahr der Kaiserin), 2 Bde., Köln 1991, Bd. 1, S. 191–225.

v. EUW 1991 (2)
A. v. Euw, Die ottonische Kölner Malerschule. Synthese der künstlerischen Strömungen aus West und Ost, in: A. v. Euw / P. Schreiner (Hgg.), Kaiserin Theophanu. Begegnung des Ostens und Westens um die Wende des ersten Jahrtausends (Gedenkschrift des Kölner Schnütgen-Museums zum 1000. Todesjahr der Kaiserin), 2 Bde., Köln 1991, Bd. 1, S. 251–80.

v. EUW 1991 (3)
A. v. Euw, Die Maiestas-Domini-Bilder der ottonischen Kölner Malerschule im Licht des platonischen Weltbildes. Codex 192 der Kölner Dombibliothek, in: A. v. Euw / P. Schreiner (Hgg.), Kaiserin Theophanu. Begegnung des Ostens und Westens um die Wende des ersten Jahrtausends (Gedenkschrift des Kölner Schnütgen-Museums zum 1000. Todesjahr der Kaiserin), 2 Bde., Köln 1991, Bd. 1, S. 379–98.

ÉVANGELIES APOCRYPHES
P. Peeters (Hg.), Évangelies apocryphes, 2 Bde., Paris 1914.

FAUTH 1991
W. Fauth, Art. ‚Himmelskönigin', in: Reallexikon für Antike und Christentum, Bd. 15, Stuttgart 1991, col. 220–33.

FALK 1991–93
B. Falk, Bildnisreliquiare. Zur Entstehung und Entwicklung der metallenen Kopf-, Büsten- und

Halbfigurenreliquiare im Mittelalter, In: Aachener Kunstblätter 59, 1991–93, S. 99–238.

FEHRENBACH 1994
F. Fehrenbach, Licht und Wasser. Zu Einheit und Genese von Naturbild, Kunst und Ästhetik bei Leonardo da Vinci, Diss. Univ. Tübingen 1994 (im Erscheinen).

FICHTENAU 1984
H. Fichtenau, Lebensordnungen des 10. Jahrhunderts. Studien über Denkart und Existenz im einstigen Karolingerreich, 2 Bde., Stuttgart 1984.

FILLITZ 1993
H. Fillitz, Krone (Westdeutsch (Köln?), spätes 10. und spätes 11. Jahrhundert (?), in: Bernward von Hildesheim und das Zeitalter der Ottonen (Katalog Hildesheim 1993), 2 Bde., Hildesheim/Mainz 1993, Bd. 2, S. 79–81.

FORSYTH 1972
I. H. Forsyth, The Throne of Wisdom. Wood Sculptures of the Madonna in Romanesque France, Princeton N.J. 1972.

FREEDBERG 1989
D. Freedberg, The Power of Images. Studies in the History and Theory of Response, Chicago/London 1989.

GAUTHIER 1972
M. M. Gauthier, Émaux du moyen âge occidental, Fribourg 1972.

GIAKALIS 1994
A. Giakalis, Images of the Divine. The Theology of Icons at the Seventh Ecumenical Council, Leiden u.a. 1994.

GOLDSCHMIDT 1918
A. Goldschmidt, Die Elfenbeinskulpturen aus der Zeit der karolingischen und sächsischen Kaiser, Bd. 2, Berlin 1918.

GOLDSCHMIDT / WEITZMANN 1930/34
A. Goldschmidt / K. Weitzmann, Die byzantinischen Elfenbeinskulpturen des 10. – 13.Jahrhunderts, 2 Bde., Berlin 1930/34.

GRABAR 1946
A. Grabar, Martyrium: Recherches sur le culte des reliques et l'art chrétien antique, 2 Bde., Paris 1946.

GRABAR 1958
A. Grabar, Ampoules de Terre Sainte (Monza-Bobbio), Paris 1958.

GRESHAKE / KREMER 1992
G. Greshake / J. Kremer, Resurrectio Mortuorum. Zum theologischen Verständnis der leiblichen Auferstehung, Darmstadt 1992.

GULDAN 1966
E. Guldan, Eva und Maria. Eine Antithese als Bildmotiv, Graz/Köln 1966.

HAAS 1907
E. Haas, Antike Lichttheorien, in: Archiv für Geschichte der Philosophie 20, 1907, S. 345-86.

HAMANN 1930
R. Hamann, Studien zur ottonischen Plastik, in: Städel-Jahrbuch 6, 1930, S. 5-19.

HANNICK 1991
Ch. Hannick, Kirche und Orthodoxie im 10. Jahrhundert, in: A. v. Euw / P. Schreiner (Hgg.), Kaiserin Theophanu. Begegnung des Ostens und Westens um die Wende des ersten Jahrtausends (Gedenkschrift des Kölner Schnütgen-Museums zum 1000. Todesjahr der Kaiserin), 2 Bde., Köln 1991, Bd. 2, S. 25–32.

HAUSHERR 1963
R. Hausherr, Der tote Christus am Kreuz. Zur Ikonographie des Gerokreuzes, Diss. Univ. Bonn 1963.

HROTSVITHA
Hrotsvithae Opera (ed. H. Homeyer), München u.a. 1970.

HUMANN 1904
G. Humann, Die Kunstwerke der Münsterkirche zu Essen, Düsseldorf 1904.

ISIDOR ETYMOLOGIAE
Isidori Hispalensis Episcopi Etymologiarum sive Originum Libri XX (ed. W. M. Lindsay), 2 Bde., Oxford 1911 (ND ebd.1989).

JANTZEN 1947
H. Jantzen, Ottonische Kunst, München 1947.

JOHANNES SCOTUS ERIUGENA
Iohannis Scoti Erivgenae Expositiones in Ierarchiam Coelestem, ed. J. Barbet; Corpus Christianorum Continvatio Medieualis XXXI, Tournhout 1975.

JOHNSON 1989
E. Johnson, Mary and the Image of God, in: D. Donnelly (Hg.), Mary. Woman of Nazareth, New York/Mahwah 1989, 25–68.

JUGIE 1944
M. Jugie, La Mort et l'Assomption de la Sainte Vierge. Étude historico-doctrinale, Vatikan 1944.

KAHSNITZ 1993
R. Kahsnitz, Mainzer Elfenbeinmadonna, in: Bernward von Hildesheim und das Zeitalter der Ottonen (Katalog Hildesheim 1993), 2 Bde., Hildesheim/Mainz 1993, Bd. 2, S. 157f.

KANTOROWICZ 1994
E. H. Kantorowicz, Die zwei Körper des Königs. Eine Studie zur politischen Theologie des Mittelalters, München 1994.

KELLER 1951
H. Keller, Zur Entstehung der sakralen Vollskulptur in der ottonischen Zeit, in: Festschrift für Hans Jantzen zum 70. Geburtstag, Berlin 1951, S. 71–91.

KNIAZEFF 1990
A. Kniazeff, La Mère de Dieu dans l'Eglise orthodoxe, Paris 1990.

KÖHN 1953
H. Köhn, Der Essener Münsterschatz, Essen 1953.

KÖTZSCHE 1973
D. Kötzsche, Zum Stand der Forschung in der Goldschmiedekunst des 12. Jahrhunderts im Rhein-Maas-Gebiet, in: Rhein und Maas. Kunst und Kultur 800–1400, 2 Bde., Köln 1973, Bd. 2, S. 191–236.

KOTTJE 1991
R. Kottje, Schreibstätten und Bibliotheken in Köln Ende des 10. Jahrhunderts, in: A. v. Euw / P. Schreiner (Hgg.), Kaiserin Theophanu. Begegnung des Ostens und Westens um die Wende des ersten Jahrtausends (Gedenkschrift des Kölner Schnütgen-Museums zum 1000. Todesjahr der Kaiserin), 2 Bde., Köln 1991, Bd. 1, S. 153–63.

KRISS-RETTENBECK 1972
L. Kriss-Rettenbeck, Ex Voto: Zeichen, Bild und Abbild im christlichen Votivbrauchtum, Zürich/Freiburg/Br. 1972.

KÜPPERS 1963
L. Küppers (Hg.), Das Essener Münster, Essen 1963.

KÜPPERS / MIKAT 1966
L. Küppers / P. Mikat, Der Essener Münsterschatz, Essen 1966.

LAFONTAINE-DOSOGNE 1991
J. Lafontaine-Dosogne, Die byzantinische Kunst nach dem Ikonoklasmus bis zur Mitte des 11. Jahrhunderts: Miniaturen, Elfenbein, Goldarbeiten, Email, Glas, Kristall, Stoffe, in: A. v. Euw / P. Schreiner (Hgg.), Kaiserin Theophanu. Begegnung des Ostens und Westens um die Wende des ersten Jahrtausends (Gedenkschrift des Kölner Schnütgen-Museums zum 1000. Todesjahr der Kaiserin), 2 Bde., Köln 1991, Bd. 2, S. 63–85.

LAURENTIN 1972
R. Laurentin, Marie dans le culte. Ce que l'occident doit à l'orient du VIe au XIe siècle, in: De Cultu Mariano Saeculus VI-XI. Acta congressus mariologici-mariani internationalis in Croatia Anno 1971 celebrati, Bd. 2, Rom 1972, S. 17–36.

LE BONNIEC 1965
H. Le Bonniec, Art. ‚Lupercalia' und ‚Luperci' in: Lexikon der Alten Welt, Zürich/Stuttgart 1965 Bd. 2, col. 1784.

LEGNER 1995
A. Legner, Reliquien in Kunst und Kult. Zwischen Antike und Aufklärung, Darmstadt 1995.

LINDBERG 1987
D. C. Lindberg, Auge und Licht im Mittelalter, Frankfurt/M. 1987.

LINDGREN 1991
U. Lindgren, Gerbert von Reims und die Lehre des Quadriviums, in: A. v. Euw / P. Schreiner (Hgg.), Kaiserin Theophanu. Begegnung des Ostens und Westens um die Wende des ersten Jahrtausends (Gedenkschrift des Kölner Schnütgen-Museums zum 1000. Todesjahr der Kaiserin), 2 Bde., Köln 1991, Bd. 2, S. 291–303.

MANNS 1989
F. Manns, Le récit de la Dormition de Marie (Vatican grec 1982). Contribution à l'étude des origines de l'exégèse chrétienne, Jerusalem 1989.

MARBACH 1927
E. Marbach, Art. ‚Lupercal', ‚Lupercalia' und ‚Luperci', in: Paulys Realencyclopädie der classischen Altertumswissenschaft (Hg. G. Wissowa), Bd. XIII, Stuttgart 1927, col. 1815–34 .

MAYR-HARTING 1991
H. Mayr-Harting, Ottonian Book Illumination. An Historical Study, 2 Bde., London 1991.

MESSERER 1950
R. Messerer, Ottonische Goldschmiedewerke im Essener Münsterschatz, Diss. Univ. München 1950.

MEYER SCHAPIRO 1943
Meyer Schapiro, The Image of the Disappearing Christ, in: Gazette des Beaux-Arts 85, 1943, S. 135–52.

MIGNE PL
J. P. Migne (Hg.), Patrologiae cursus completus ... series latina, 221 Bde., Paris 1844–96.

NILGEN 1981
U. Nilgen, Maria Regina – Ein politischer Kultbildtypus, in: Römisches Jahrbuch für Kunstgeschichte XIX, 1981, S. 1–33.

NILSSON 1919
M.P. Nilsson, Art. ‚Kalendae Ianuariae', in: Paulys Realencyclopädie der classischen Altertumswissenschaft (Hg. G. Wissowa), Bd.XX, Stuttgart 1919, col. 1562–64.

NILSSON 1921
M. P. Nilsson, Art. ‚Saturnalia', in: Paulys Realencyclopädie der classischen Altertumswissenschaft (Hg. G. Wissowa), Bd.II/3, Stuttgart 1921, col. 201–11.

NITSCHKE 1989
A. Nitschke, Körper in Bewegung. Gesten, Tänze und Räume im Wandel der Geschichte, Stuttgart 1989.

NOACK 1957
W. Noack, Stadtbaukunst und geistlich-weltliche Repräsentation im 11. Jahrhundert, in: Festschrift Kurt Bauch, o.O., o.J. (1957), S. 29–49.

NORDENFALK 1977
C. Nordenfalk, Insulare Buchmalerei. Illuminierte Handschriften der Britischen Inseln, München 1977.

PANOFSKY 1924
E. Panofsky, Die deutsche Plastik des elften bis dreizehnten Jahrhunderts, 2 Bde., München 1924.

PAX 1950
W. Pax, Art. ‚Amburbale', in: Reallexikon für Antike und Christentum, Bd. 1, Stuttgart 1950, col. 373–75.

PIPPAL 1993
M. Pippal, Große Goldene Madonna – ‚Imago maior beatae virginis Mariae', in: Bernward von Hildesheim und das Zeitalter der Ottonen (Katalog Hildesheim 1993), 2 Bde., Hildesheim/Mainz 1993, Bd. 2, S. 500–503.

PÖLZL 1986
W. Pölzl, Bild und Reliquie im hohen Mittelalter, in: Jahrbuch für Volkskunde NF 9, 1986, S. 56–71.

POTHMANN 1974
A. Pothmann (Hg.), Bischof Altfrid. Leben und Werk, Essen 1974.

POTHMANN 1978
A. Pothmann, Die ‚Goldene Madonna' der Essener Domkirche, in: Das Münster am Hellweg 10/12, 1978, S. 117–30.

POTHMANN 1988
A. Pothmann, Die Schatzkammer des Essener Münsters, München/Zürich 1988.

POTHMANN 1991
A. Pothmann, Das Münster zu Essen, München/Zürich 1991.

RADEMACHER 1972
F. Rademacher, Die Regina Angelorum in der Kunst des frühen Mittelalters, Düsseldorf 1972.

RAFF 1994
Th. Raff, Die Sprache der Materialien. Anleitung zu einer Ikonologie der Werkstoffe, München 1994.

RATZINGER 1957
J. Ratzinger, Art. ‚Auferstehungdes Fleisches', in: Lexikon für Theologie und Kirche Bd.1, Freiburg/Br. (2)1957, col. 1042.

RENSING 1962
Th. Rensing, Zwei ottonische Kunstwerke des Essener Münsterschatzes, in: Westfalen 40, 1962, S. 44ff.

RICHÉ 1987
P. Riché, Gerbert d'Aurillac. Le Pape de l'An Mil, Paris 1987.

RIPBERGER 1962
A. Ripberger, Der Pseudo-Hieronymus-Brief IX „Cogitis me". Ein erster marianischer Traktat des Mittelalters von Paschasius Radbert, Fribourg 1962.

SABBE 1951
E. Sabbe, Le culte marial et la genèse de la sculpture médiévale, in: Revue belge d'archéologie et d'histoire de l'art XX, 1951, S. 101–23.

SAUERLÄNDER 1963
W. Sauerländer, Die Skulptur des Mittelalters, Frankfurt a.M./Berlin 1963.

SCHADE 1958
H. Schade, Der Wäger der Welt, in: Das Münster 11, 1958, S. 389–92.

SCHEFFCZYK 1959,
L. Scheffczyk, Das Mariengeheimnis in Frömmigkeit und Lehre der Karolingerzeit, Leipzig 1959.

W. SCHNEIDER 1991
W. Schneider, Essen – Abenteuer einer Stadt, Düsseldorf u.a. 1991.

W. Ch. SCHNEIDER 1988
W. Ch. Schneider, Ruhm, Heilsgeschehen, Dialektik. Drei kognitive Ordnungen in Geschichtsschreibung und Buchmalerei der Ottonenzeit, Hildesheim 1988.

W. Ch. SCHNEIDER 1991
W. Ch. Schneider, Christus Victor in der Roma Caelestis. Antike Siegesmotivik im ottonischen Kölner ‚Thebäer-Elfenbein', in: A. v. Euw / P. Schreiner (Hgg.), Kaiserin Theophanu. Begegnung des Ostens und Westens um die Wende des ersten Jahrtausends (Gedenkschrift des Kölner Schnütgen-Museums zum 1000. Todesjahr der Kaiserin), 2 Bde., Köln 1991, Bd. 1, S. 227–49.

SCHNITZLER o.J. (1957)
H. Schnitzler, Rheinische Schatzkammer, Düsseldorf o.J. (1957).

SCHNITZLER 1967
H. Schnitzler, Ein frühottonisches Fuldaer Kunstwerk des Essener Münsterschatzes, in: Studien zur Buchmalerei und Goldschmiedekunst des Mittelalters. Festschrift für K. H. Usener zum 60. Geburtstag, Marburg a.d.L. 1967, S. 115ff.

SCHRADE 1957
H. Schrade, Zur Frühgeschichte der mittelalterlichen Monumentalplastik, in: Westfalen 35/1, 1957, S. 33–64.

SCHRAMM 1957
P. E. Schramm, Herrschaftszeichen; gestiftet, verschenkt, verpfändet, verkauft, in: Nachrichten der Akad. d. Wiss. in Göttingen, I: Phil.-Hist.Kl. 1957 Nr. 5.

SCHRAMM 1958
P. E. Schramm, Sphaira - Globus - Reichsapfel. Wanderung und Wandlung eines Herrschaftszeichens von Caesar bis zu Elisabeth II. Ein Beitrag zum ‚Nachleben' der Antike, Stuttgart 1958.

SCHREINER 1991
P. Schreiner, Die byzantinische Geisteswelt vom 9. bis zum 11. Jahrhundert, in: A.v. Euw / P. Schreiner (Hgg.), Kaiserin Theophanu. Begegnung des Ostens und Westens um die Wende des ersten Jahrtausends (Gedenkschrift des Kölner Schnütgen-Museums zum 1000. Todesjahr der Kaiserin), 2 Bde., Köln 1991, Bd. 2, S. 9–24.

SCHULZ 1962
H.-J. Schulz, Art. ‚Marienfeste' in: Lexikon für Theologie und Kirche, Bd. 7, Freiburg/Br. (2)1962, col. 65-69.

SCHULZE-SENGER et al. 1976
Ch. Schulze-Senger/B. Matthäi/E. Hollstein/R. Lauer, Das Gero-Kreuz im Kölner Dom. Ergebnisse der restauratorischen und dendrochronologischen Untersuchungen im Jahre 1976, in: Kölner Domblatt 41, 1976, S. 9ff.

SOERRIS 1982/86
R. Soerris, Das Bild des Christus Rex in der Sarkophagplastik des vierten Jahrhunderts. Überlegungen zum dogmatischen Hintergrund einer ikonographischen Idee, in: Studien zur spätantiken und frühchristlichen Kunst und Kultur des Orients, Wiesbaden 1982-86, S. 139–59.

STAUBACH 1991
N. Staubach, Graecae Gloriae. Die Rezeption des Griechischen als Element der spätkarolingisch-frühottonischen Hofkultur, in: A. v. Euw / P. Schreiner (Hgg.), Kaiserin Theophanu. Begegnung des Ostens und Westens um die Wende des ersten Jahrtausends (Gedenkschrift des Kölner Schnütgen-Museums zum 1000. Todesjahr der Kaiserin), 2 Bde., Köln 1991, Bd. 1, S. 343–67.

STRÄTER 1947/51
P. Sträter SJ, Maria als Königin, in: P. S. (ed.), Katholische Marienkunde, 3 Bde., Paderborn 1947–51, Bd. 2 (Maria in der Glaubenswissenschaft), S. 314–49.

SWARZENSKI 1954
H. Swarzenski, Monuments of Romanesque Art, Chicago/London 1954.

TARALON 1965
J. Taralon, Ste.Foy, Conques, in: Les Trésors des églises de France, Paris 1965, S. 289ff. (Nr. 534).

TINNEFELD 1991
F. Tinnefeld, Die Braut aus Byzanz – Fragen zu Theophanos Umfeld und gesellschaftlicher Stellung vor ihrer abendländischen Heirat, in: Gunther Wolf (Hg.), Kaiserin Theophanu. Prinzessin aus der Fremde – Des Westreichs Große Kaiserin, Köln u.a. 1991, S. 247–261.

TÖPFER 1957
B. Töpfer, Reliquienkult und Pilgerbewegung zur Zeit der Klosterreform im Burgundisch-Aquitanischen Gebiet, in: Vom Mittelalter zur Neuzeit. Zum 65. Geburtstag von H.Sproemberg, Berlin 1957, S. 420–439.

UNTERMANN 1977
M. Untermann, Die ottonischen Skulpturenfragmente von St.Pantaleon, in: Jahrbuch des Kölnischen Geschichtsvereins 48, 1977, S. 265–78.

VERBEKE 1945
G. Verbeke, L'Évolution de la Doctrine du Pneuma du Stoicisme à S. Augustin. Étude philosophique, Paris/ Louvain 1945.

VERSCHAREN 1991
F. J. Verscharen, Köln im Zeitalter der Ottonen, in: A. v. Euw / P. Schreiner (Hgg.), Kaiserin Theophanu. Begegnung des Ostens und Westens um die Wende des ersten Jahrtausends (Gedenkschrift des Kölner Schnütgen-Museums zum 1000. Todesjahr der Kaiserin), 2 Bde., Köln 1991, Bd. 1, S. 71–87.

WENGER 1955
A. Wenger, L'Assomption de la T.S.Vierge dans la tradition byzantine du VIe au Xe siècle. Études et documents, Paris 1955.

WESENBERG 1972
R. Wesenberg, Frühe mittelalterliche Bildwerke. Die Schulen rheinischer Skulptur und ihre Ausstrahlung, Düsseldorf 1972.

WESSEL 1953
K. Wessel, Christus Rex. Kaiserkult und Christusbild, in: Archäologischer Anzeiger LXVIII, 1953, 117–36.

WESTERMANN-ANGERHAUSEN 1991
H. Westermann-Angerhausen, Spuren der Theophano in der ottonischen Schatzkunst, in: Gunther Wolf (Hg.), Kaiserin Theophanu. Prinzessin aus der Fremde – Des Westreichs Große Kaiserin, Köln u.a. 1991, S. 263–278.

WILLIAMS 1977
J. Williams, Early Spanish Manuscript Illumination, New York 1977.

WISPLINGHOFF 1967
E. Wisplinghoff, Beiträge zur Geschichte des Damenstifts Essen 1: Die Gründung des Stifts und die Urkunde Bischof Altfrids von <870>, in: Archiv für Diplomatik 13, 1967, S. 110–32.

Gerhard WOLF 1990
Gerhard Wolf, Salus Populi Romani. Die Geschichte römischer Kultbilder im Mittelalter, Weinheim 1990.

Gerhard WOLF 1993
Gerhard Wolf, Sistitur in solio. Römische Kultbilder um 1000, in: Bernward von Hildesheim und das Zeitalter der Ottonen, (Katalog, Hildesheim/Mainz 1993), 2 Bde., Bd. 1, S. 81–90.

Gunther WOLF 1990
Gunther Wolf, Königinnen-Krönungen des frühen Mittelalters bis zum Beginn des Investiturstreits, in: Zeitschrift der Savigny-Stiftung für Rechtsgeschichte, Germanistische Abteilung (Kanonistische Abteilung) 76, 1990, S. 62–88.

Gunther WOLF 1991 (1)
Gunther Wolf, Kaiserin Theophanu und Europa, in: Gunther Wolf (Hg.), Kaiserin Theophanu. Prinzessin aus der Fremde – Des Westreichs Große Kaiserin, Köln u.a. 1991, S. 97–105.

Gunther WOLF 1991 (2)
Gunther Wolf, Kaiserin Theophanu, die Ottonen und der Beginn der St.Nikolaus-Verehrung in Mitteleuropa, in: Gunther Wolf (Hg.), Kaiserin Theophanu. Prinzessin aus der Fremde – Des Westreichs Große Kaiserin, Köln u.a. 1991, S. 27–38.

Gunther WOLF 1991 (3)
Gunther Wolf, Zoe oder Theodora - die Braut Kaiser Ottos III.?, in: Gunther Wolf (Hg.), Kaiserin Theophanu. Prinzessin aus der Fremde – Des Westreichs Große Kaiserin, Köln u.a. 1991, 212–22.

ZIMMERMANN 1956
W. Zimmermann, Das Münster zu Essen. Die Kunstdenkmäler des Rheinlandes, Essen 1956.

Dank der Herausgeber

Wir danken dem Bistum Essen, der Dr. Fritz Meyer-Struckmann Stiftung und der Alfried Krupp von Bohlen und Halbach-Stiftung für die Förderung des Projekts KunstOrt Ruhrgebiet.

Unser herzlicher Dank gilt vor allem Herrn Prälat Alfred Pothmann, dem Kustos der Domschatzkammer im Essener Münster sowie Dr. Herbert Fendrich, Dr. Angela Martini und Daniel Kohler.

Erinnern möchten wir an dieser Stelle an Dr. Eberhart Krameyer, der als Vorstandsmitglied der Dr. Fritz Meyer-Struckmann Stiftung an unseren ersten Exkursionen zu den Kunststätten im Ruhrgebiet regelmäßig teilgenommen und das Projekt KunstOrt Ruhrgebiet als förderungswürdiges Projekt erachtet und empfohlen hat. Dr. Eberhart Krameyer, der in der ersten Entstehungsphase des Projekts verstarb, möchten wir die Publikationsreihe widmen.

Impressum

Die Deutsche Bibliothek – CIP-Einheitsaufnahme

KunstOrt Ruhrgebiet : eine Publikationsreihe des Lehrstuhls
für Kunstwissenschaft, Ästhetik und Kunstvermittlung
an der Universität Witten, Herdecke
/ hrsg. von Michael Bockemühl ... – Ostfildern : Ed. Tertium.
NE: Bockemühl, Michael [Hrsg.]; Universität <Witten : Herdecke> /
Lehrstuhl für Kunstwissenschaft, Ästhetik und Kunstvermittlung

4. Fehrenbach, Frank: Die Goldene Madonna im Essener Münster. – 1996

Fehrenbach, Frank:
Die Goldene Madonna im Essener Münster : der Körper
der Königin / Frank Fehrenbach. – Ostfildern : Ed. Tertium, 1996
(KunstOrt Ruhrgebiet ; 4)
ISBN 3-930717-23-9

Photographie der Goldenen Madonna
Werner J. Hannappel, Essen

Nachweis der Verweisabbildungen

Pothmann 1978: 1; Bistum Essen: 4, 13, 26, 27 und Seite 1; Beutler 1982: 2, 30; Forsyth 1972: 3, 9, 15, 16; Büchsel 1993: 5, 14, 29; Bloch/Schnitzler 1967: 6, 20, 21, 33; Brandt/Eggebrecht 1993: 7, 8, 11, 17, 24; Nordenfalk 1977: 10; Goldschmidt/Weitzmann 1930/34: 12; Williams 1977: 18; Grabar 1958: 19; Belting 1990: 22; Brenk 1975: 23; Rademacher 1972: 25; Elbern 1988: 28; Mayr-Harting 1991: 31, 32

Gestaltung
Hans-Dirk Hotzel, Essen

Umschlaggestaltung
unter Verwendung einer Detailansicht der Goldenen Madonna

Gesamtherstellung
Richard Bacht Grafische Betriebe und Verlag GmbH, Essen

ISBN 3-930717-23-9